I0032635

Christiane Kolly

Conversations avec mon corps

Christiane Kolly

Conversations avec mon corps

Des pistes pour décoder quand une partie du corps envoie un message en dysfonctionnant

Éditions Vie

Impressum / Mentions légales

Bibliografische Information der Deutschen Nationalbibliothek: Die Deutsche Nationalbibliothek verzeichnet diese Publikation in der Deutschen Nationalbibliografie; detaillierte bibliografische Daten sind im Internet über http://dnb.d-nb.de abrufbar.
Alle in diesem Buch genannten Marken und Produktnamen unterliegen warenzeichen-, marken- oder patentrechtlichem Schutz bzw. sind Warenzeichen oder eingetragene Warenzeichen der jeweiligen Inhaber. Die Wiedergabe von Marken, Produktnamen, Gebrauchsnamen, Handelsnamen, Warenbezeichnungen u.s.w. in diesem Werk berechtigt auch ohne besondere Kennzeichnung nicht zu der Annahme, dass solche Namen im Sinne der Warenzeichen- und Markenschutzgesetzgebung als frei zu betrachten wären und daher von jedermann benutzt werden dürften.

Information bibliographique publiée par la Deutsche Nationalbibliothek: La Deutsche Nationalbibliothek inscrit cette publication à la Deutsche Nationalbibliografie; des données bibliographiques détaillées sont disponibles sur internet à l'adresse http://dnb.d-nb.de.
Toutes marques et noms de produits mentionnés dans ce livre demeurent sous la protection des marques, des marques déposées et des brevets, et sont des marques ou des marques déposées de leurs détenteurs respectifs. L'utilisation des marques, noms de produits, noms communs, noms commerciaux, descriptions de produits, etc, même sans qu'ils soient mentionnés de façon particulière dans ce livre ne signifie en aucune façon que ces noms peuvent être utilisés sans restriction à l'égard de la législation pour la protection des marques et des marques déposées et pourraient donc être utilisés par quiconque.

Coverbild / Photo de couverture: www.ingimage.com

Verlag / Editeur:
Éditions universitaires européennes
ist ein Imprint der / est une marque déposée de
OmniScriptum GmbH & Co. KG
Heinrich-Böcking-Str. 6-8, 66121 Saarbrücken, Deutschland / Allemagne
Email: info@editions-ue.com

Herstellung: siehe letzte Seite /
Impression: voir la dernière page
ISBN: 978-3-639-74509-2

Copyright / Droit d'auteur © 2014 OmniScriptum GmbH & Co. KG
Alle Rechte vorbehalten. / Tous droits réservés. Saarbrücken 2014

Conversations
avec
mon corps

Christiane Kolly

En développement personnel, nous avons coutume après quelques respirations profondes, de nous détendre, assis ou allongés. Nous prenons contact avec chaque partie du corps afin de calmer les tensions qui pourraient y résider.

Certains commencent par le bout des pieds, d'autres par le tronc, l'important réside dans le fait de se concentrer sur soi et ce qui se passe dans le corps.

Une fois celui-ci détendu, nous pouvons alors établir une forme de dialogue avec une partie douloureuse ou une peur qui se loge quelque part.

Ce livre a été écrit sur la base de ces différents dialogues et de l'enseignement de l'école de vie Écoute ton corps, ainsi que de réflexions personnelles.

Il se veut un outil, une piste pour quiconque désire entamer de tels dialogues.

L'état normal du corps est d'être en santé. Lorsqu'il y a dysfonctionnement, il vous envoie un message. Vous avez une manière de penser liée à l'endroit qui pose problème, qui n'est pas bonne pour l'être que vous êtes et pour son évolution.

Ce n'est jamais ce que vous faites qui pose problème, mais bien la manière de penser que vous avez à ce sujet.

Eh bien, à vous de converser maintenant ...

Conversation avec mon cœur

J'ai le cœur qui palpite ! Ça va vite, il donne des coups dans ma poitrine, comme si je sentais le passage de chaque aile d'un moulin à vent ! Pourquoi s'emballe-t-il comme ça ?

Je suis fatigué ! Tu m'en demandes tellement !

Voilà qu'il me répond maintenant. Dialoguer avec mon cœur, pourquoi pas ? Voyons... Tu dis mon cœur que je t'en demande beaucoup ? Peux-tu développer ?

Tu sais que je bats pour toi environ trente six millions de fois par année, que tu dormes ou que tu sois réveillée. J'organise la circulation de ton sang dans plus de cent mille kilomètres de veines, d'artères et de couloirs si petits que les hommes les ont nommés capillaires.

Oui, il paraît... Merci, mais tu fais ton travail de cœur, alors où est le problème ?

J'y arrive, mais avant encore un chiffre, combien crois-tu que cela fasse de litres de sang par année que je fais circuler pour toi ?

Des milliers je suppose.

Cela fait en moyenne deux millions et sept cent mille litres. Ça c'est le travail normal du cœur. De plus, tu me surcharges avec beaucoup d'autres travaux que tu pourrais m'éviter.

De quels travaux parles-tu ?

Ceux qui me demandent le plus d'énergie, qui me font battre plus fort ? Lorsque tu as peur de quelque chose tes glandes surrénales produisent de l'adrénaline qui m'envoie un surplus d'énergie pour résister à une situation où tu te sens en danger. Alors je bats, je bats mais j'ai souvent l'impression que cela aurait pu être évité, si tu prenais seulement de temps en temps un moment pour réfléchir et te regarder en face.

Cela se produit tout seul, la peur est incontrôlable. Je me sens mal tout entière quand je vis des moments comme ceux-là.

Je te suggère de réfléchir aux raisons réelles de tes peurs. Première question, te rends-tu vraiment compte quand cela t'arrive ?

Où veux-tu en venir ?

Si tu te trouves en forêt et que tu vois venir un ours dans ta direction, ou, si tu dévales à toute allure une pente sans savoir vraiment comment tu vas t'arrêter, la peur est réelle parce que ton corps physique est en danger. Tu as besoin d'un surplus d'énergie pour réagir rapidement et te sauver de cette situation difficile. Mais reconnais que ce genre de situation n'arrive pas tous les jours, une peur réelle est plutôt rare !

Oui, tu as raison mon cœur, les peurs où le corps physique est en danger sont assez inhabituelles. Mais alors de quoi parles-tu ?

Je te parle de peurs telles que, être rejetée, être humiliée, être abandonnée, être ridicule. Un exemple. La dernière fois que tu t'es trouvée au centre commercial et que tu as vu de loin une personne que tu connais et à qui tu reconnais beaucoup de qualités, tu aimes sa présence, tu aurais voulu parler avec elle un instant, aller prendre un café. Au même moment, elle a retrouvé quelqu'un et est partie en grande conversation. Elle ne t'a même pas vue. Quel sentiment as-tu eu à ce moment-là ? Ne t'es-tu pas sentie rejetée ? D'ailleurs, j'ai battu plus fort tout-à-coup… Alors

Oui, je me suis sentie mise de côté. J'ai pensé qu'elle préférait l'autre et cela m'a rendue très triste.

As-tu seulement vérifié ? Peut-être ne t'a-t-elle même pas vue. Si tu voulais vraiment passer un moment avec elle, tu pouvais aller vers elle et le lui demander. Tu aurais été au clair. Bien sûr qu'elle aurait pu refuser. Tu aurais eu la confirmation de ta peur, elle ne t'aime pas, elle préfère la compagnie des autres, elle est indifférente à toi, cet attrait n'est pas réciproque.

Tu as vu juste. En l'occurrence, que proposes-tu comme attitude ?

Je suis un spécialiste. Réfléchis. Je suis le centre de ton corps, au niveau émotionnel à quoi sert le cœur ?

A aimer…

Bingo, à aimer. Alors, continuons avec l'exemple du supermarché. Dans le pire des cas, mais ce n'est pas une certitude, la personne n'apprécie guère ta compagnie. Deuxième question, crois-tu vraiment que l'on puisse être aimé de tout le monde. Les politiciens te le diront, faire plus de cinquante pour cent de fans, c'est déjà beau. Cela veut dire qu'il n'y a qu'une possibilité sur deux pour qu'une personne t'apprécie, et cela dans le meilleur des cas… tu veux vraiment subir cette loi du sort ?

Non… Que proposes-tu comme solution miracle ?

Tu as raison de parler de miracle, cela peut lui ressembler, mais c'est bien plus simple. Au lieu d'attendre l'amour des autres, aime-toi toi-même… Cela fait partie des premiers commandements que tu as appris enfant, t'en souviens-tu ? Tu aimeras Dieu, ton prochain et toi-même.

Voilà que tu me parles de religion, et si je te disais que je n'y crois pas ?

Veux-tu une solution à ton problème ? Oublie le mot religion ! Garde à l'esprit qu'elles enseignent toutes la même chose, l'amour. Si cela permet d'améliorer ta vie, ton bien-être, tu peux le voir comme une philosophie.

Aimer Dieu, n'est-ce pas aimer une forme d'énergie, aimer la vie aimer les montagnes la mer les arbres les fleurs les animaux et la liste pourrait être longue.

Tu parles de la nature et des animaux ?

Oui, cela peut aussi s'étendre à la beauté du ciel étoilé et aux trésors minéraux que l'on peut trouver enfouis sous terre.

C'est vrai, on dit que cela ouvre le cœur de regarder un beau ciel étoilé ou un diamant aux mille couleurs.

Fais attention à ce que tu dis, j'y reviendrai. Pour l'instant, continuons avec l'amour. Aimer son prochain. Je te donne une astuce qui va t'aider à aimer ton prochain. Imagine que chaque être humain est une créature de Dieu… comme toi-même tu es une créature de Dieu. Encore lui je sais, mais c'est vraiment le moyen sûr pour toi d'aller vers l'harmonie et l'équilibre.

Je ne l'ai pas vraiment appris comme cela, Dieu. C'était plutôt un juge omniprésent qui séparait le monde en deux, les bons des méchants. Le nombre de possibilités de faire partie des méchants étant si grand, je me retrouvais souvent avec eux… Alors, j'ai un peu laissé de côté ce Dieu sévère et distant qui avait à mon goût beaucoup trop d'intermédiaires sur terre…

Je comprends… Mais sois indulgente ! Chacun fait de son mieux, et ceux qui t'ont paru sévères aussi croyaient être dans le vrai. Aujourd'hui, tu es adulte et tu peux te faire ta propre idée. Ainsi, si c'est pour te sentir mieux dans ta peau, pourquoi ne pas croire à quelque chose qui t'apaise ? Que risques-tu ?

Cela me semble intelligent, confortable, peut-on résumer ?

Aime la nature, aime les minéraux les végétaux les animaux la terre qui te nourrit, le ciel au-dessus de la tête. Aime les hommes en cherchant le meilleur dans chacun d'eux. Mais surtout [AIME-TOI].

Comment cela ? Tu me demandes d'être orgueilleuse ?

Non. Aime-toi sincèrement. Donne-toi l'amour que tu attends des autres. Fais-toi dix compliments chaque matin. Félicite-toi de chaque petite victoire sur l'adversité. Pardonne-toi si tu n'as pas été à la hauteur. Aies de la compassion pour toi-même. Tu vois comme cela peut être plus simple ? Au lieu d'attendre d'être appréciée, aimée, reconnue, admirée par les autres, aime-toi toi-même. Ton besoin journalier d'amour sera assurément comblé. Attendre l'amour des autres, c'est plus incertain.

Cela a beaucoup de sens, je vais essayer…

Comment tu fais pour essayer, cela veut déjà un peu dire que tu ne le feras pas. Non, aime-toi un point c'est tout. Écris-le partout, dans ton agenda, sur la porte du frigo, sur le miroir de la salle de bains. Pour renverser le mouvement il faudra un peu de temps. Arrête de te critiquer sans cesse. Arrête de rechercher l'amour chez les autres. AIME-TOI.

Mais l'amour, c'est aussi à deux ?

Etre amoureux ? La passion ? La aussi, j'ai deux ou trois choses à te dire. Il ne faut pas confondre l'amour et la passion, la fusion. Quant tu tombes (et le mot veux bien dire ce qu'il veut dire) amoureuse, tu oublies tout le reste. Ce qui compte dans ta vie c'est de te trouver à côté de l'être aimé. Tu te retrouves dans un état second.

Un état si bon... Je vole, je plane, il y a des étoiles dans ses yeux et il allume des étoiles dans les miens. Plus rien n'existe que lui et moi et nous voyageons sur une autre planète, celle de l'amour.

Non, ce n'est pas de l'amour. Cette attirance réciproque existe depuis toujours entre mâle et femelle, c'est comme ça que l'on procrée... Il est préférable que ce soit réciproque sinon attention au rejet ou tout autre blessure qui se réveillera.

Tu es vraiment terre à terre pour un cœur... Que fais-tu de toutes ces belles histoires d'amour. Samson et Dalila, Roméo et Juliette, toutes les princesses et tous les princes charmants...

Les contes sont riches d'enseignements pour les humains. Justement dans ces histoires, ce sont les épreuves de la vie qui font que l'amour entre l'homme et la femme devient plus fort et qu'il résiste. Les premiers moments, c'est comme l'allumage, la mise en route. Ensuite, c'est la qualité de chaque partenaire et la qualité du voyage qui font la différence.

Et l'amour sans problème [Ils se marièrent et eurent beaucoup d'enfants] qui fait rêver toutes les petites filles ?

C'est à ce moment-là que commence vraiment l'histoire. Deux êtres l'un à côté de l'autre vont apprendre à [arrondir les angles] pour ne pas se blesser sur un angle affûté...

Il me semble que cela devient moins passionnant ?

Apprendre à aimer, sans attente, en respectant son espace et celui de l'autre, en se donnant le droit d'avoir des besoins, des limites, des désirs, des faiblesses, en acceptant même si on est pas d'accord ou si on ne comprend pas, aimer d'une manière inconditionnelle, voilà le vrai amour, l'amour libre. Voilà qui est loin de manquer de piquant...

Il faut être une sainte pour arriver à aimer comme cela ?

Si tu veux. Mais d'abord, c'est une manière intelligente puisque toi seule tient les rênes et moi je donnerai de l'amour de la compassion du pardon, tu n'attendras rien en retour puisque tu auras appris à t'aimer toi-même.

L'amour de l'autre, ce sera cadeau.

Je fais quoi en ce moment ?

Tu ne respectes pas toujours l'espace de l'autre. Tu veux le changer, gommer ses défauts certainement parce qu'ils te rappellent les tiens, tu contrôles, tu tiens le [carnet du lait], mais oui quand tu dis, j'ai fait ceci et cela pour toi, c'est à toi maintenant, je veux ceci ou cela...

Tu as raison... le cœur, de plus cela me paraît plus détaché, plus léger à vivre...

Il y a encore une chose qui me fatigue... Tu veux toujours te plier en quatre pour aider les autres. C'est une belle qualité que d'aimer aider les autres, la question est de savoir pourquoi tu le fais. Est-ce juste pour rendre service ? Qu'attends-tu en retour ? Une éternelle reconnaissance ? La réciprocité en cas de besoin ?

Évidemment, si je rends un service, la personne pourra au moins avoir la délicatesse de m'en rendre un autre en cas de besoin ?

Et voilà... source de déceptions... Si tu donnes vraiment un coup de main et n'attends rien en retour, tu seras libre. Ou alors dis-le [Je te rends service et j'attends que si j'en ai besoin tu fasses la même chose pour moi]. N'est-ce pas préférable ? Je te suggère de croire plutôt à la loi de cause à effet, tu récoltes ce que tu sèmes. Mais ce n'est pas à toi de décider à quel moment et par quel personnage cela arrive. Laisse faire...

Chapeau bas, le cœur, tu es un grand sage et intelligent avec cela.

Maintenant que tu m'écoutes un peu, j'ai encore quelques conseils à te donner.

De quoi s'agit-il ?

Je suis à ton service, je bats pour toi, je te montre comment aimer pardonner avoir de la compassion... Je suis quelquefois décontenancé quand j'entends de ta bouche [Cela me fend le cœur] ou [je te donne mon cœur] ou [J'ai le cœur qui éclate] ou [J'ai le cœur brisé] ou [J'ai le cœur coupé en deux].

Ces mots s'utilisent pour exprimer des sentiments de tristesse et de chagrin.

Je suis un organe, je suis fait aussi de matière. Quand tu dis que cela me fend, que je suis brisé, que tu me donnes à quelqu'un, je fais quoi ?

C'est une question de langage.

Fais attention aux mots que tu utilises, je connais le sens des mots fendre, briser, et je vois cela comme une fin pour toi et moi...

Non, je tiens beaucoup à toi. Je ferai attention à mon langage.

Je peux battre encore longtemps si tu écoutes ces quelques conseils et si tu me délivres de ce qui n'est pas bon pour toi et qui représente aussi une surcharge de travail pour moi.

D'accord. Quand tu te mettras à battre plus fort comme ce matin je penserai à ce que tu m'as dit.

Je vis au milieu de ton corps, je communique avec toutes les parties de ton corps physique, mais aussi avec ton mental, ta tête. Pour terminer cette conversation, note encore quelque chose, j'ai besoin d'harmonie entre la tête, le corps et moi, le cœur.

La tête, le corps et le cœur ?

Oui, si ta tête, qui est une forte tête, veut toujours avoir le dessus et ne pas laisser les sentiments d'amour de pardon de compassion prendre le dessus, ce n'est pas bon pour nous. Si le corps a besoin de repos, ou d'exercice, écoute-le aussi, aime-le ce sera bon pour nous... Pour notre bien, en cas de doute, laisse-moi le pouvoir de décision, avec ma philosophie, tu ne peux pas te tromper...

Conversation avec ma peau

Ça me démange, ça me picote tellement que même devant les gens, je suis parfois obligée de me gratter ?

Heureusement que ça se passe à la tête !

Oh, c'est déjà arrivé que ce soit à un endroit vraiment beaucoup plus délicat, intouchable en public, comme le sexe ou l'anus ! Et là... attends une minute, tu me parles, alors tu peux me dire pourquoi tu me joues ce mauvais tour ?

Je ne te joue aucun mauvais tour, je suis comme les autres parties de ton corps, là pour te rendre service, au service du tout comme le tout est à mon service.

Alors pourquoi ces démangeaisons ?

Ça a commencé il y a longtemps, quand tu étais enfant, mais avant, parlons toi et moi de quelque chose qui me tracasse. Quand tu dis [Cela coûte la peau des fesses] tu entends quoi ?

Très cher, ma chère.

Tu ne serais quand même pas prête à troquer une partie de peau pour autre chose ?

Bien sûr que non, je tiens beaucoup à toi et cette partie féminine, érotique, d'autant plus.

Quand tu dis [Je l'ai payé la peau des fesses] que suis-je supposé en déduire ?

Je répète, très chère ma chère.

Tu peux éviter s'il te plaît. Je ne comprends pas vraiment le sens figuré. Si tu continues, je devrai réagir au sens propre et cela risque d'être fort incommodant ! Ce n'est pas une menace, rassure-toi. Je veux simplement te faire comprendre que ta pensée, tes paroles, ce que tu transmets devrait être clair, dénué d'ambiguïté de ce genre.

Je te comprends et te promets d'y faire attention. J'y pense, dire de quelqu'un qu'[Il n'a que la peau et les os] est une expression difficile à entendre aussi ?

Imagine, une personne déjà sur le point de disparaître par sa maigreur, il est préférable de relever ce qu'elle a de plus en chair.

J'ai l'habitude de dire que [J'ai la peau dure], dans le sens que je suis une coriace, et pourtant ma peau est douce, c'est une contradiction ?

Je sais que tu t'es longtemps campée dans le personnage coriace prêt à affronter n'importe quelle bataille, mais au fond tu n'es pas ce personnage.

Là tu me bouscules, tu insinues que je suis douce mais que je n'ose pas le montrer ?

Bravo. Et je sais même pourquoi tu n'oses pas révéler ta douceur.

Être une femme aujourd'hui, dans ce monde encore dirigé en grande majorité par des hommes, il faut se montrer forte, résistant à n'importe quelle catastrophe, cacher ses émotions, garder le front haut en toutes circonstances.

Tu crois cela ? Tu t'es coulée dans ce moule de femme féministe forte, mais moi ta peau je suis douce. Dans ta vraie nature, il y a beaucoup de douceur.

[Les gens trop gentils se font manger tout crus].

En voilà une belle croyance. Tu es persuadée que si tu te montres douce, tu vas te faire avoir, surtout par les hommes. Tu as attiré dans ta vie des circonstances qui te donnent raison. Chaque fois que tu as succombé à la gentillesse, à la douceur, tu t'es pris un arnaque ?

Tu sais bien. Et de belles façons. On dirait même qu'il y a de la bêtise là derrière parce que la leçon, je l'ai reçue plusieurs fois. Comment éviter que cela ne recommence ?

Réfléchis. Comment se déroule le film ? Tu es attirée par un homme. Au départ tu es méfiante. Mais après quelques petits cadeaux, flatteries et caresses dans le sens du poil, tu succombes. C'est comme si tu en oubliais d'utiliser ton intelligence. T'étant privée d'utiliser ta douceur trop longtemps, tu relâches complètement, sans même voir les indices flagrants de possible ambiguïté. Tu préfères baigner dans une espèce de flou artistique rose, plutôt que de réagir.

Ces instants de douceur de tendre communion sont si bons. Mettre à ce moment-là, le doigt sur ce qui ne va pas ? Non, je préfère faire durer le plus longtemps possible les premiers délices.

Tu fais l'autruche. Tu mets la tête dans le sable. Et le jour où tu la ressors, désillusions amertume sentiment de trahison, tu trouves vraiment que le jeu en vaut la chandelle ?

Mais tu disais que je suis douce.

Ta vraie nature est douce. Cela ne veut pas dire naïve et crédule. Sépare les deux choses. Donne-toi de la douceur, donne de la douceur, ce monde en manque tant. Mais si quelqu'un tente de te manipuler sache être ferme, déterminée. Tu n'as plus besoin d'être gentille pour être aimée.

Comme quand j'étais enfant ? Oui, pour être aimée je croyais qu'il fallait être sage obéissante brillante.

N'essaie pas de mettre la responsabilité sur les autres, sur tes parents. C'est toi qui as choisi ce comportement pour plaire parce que c'était plus confortable pour toi. Tu n'as pas vu que tu y perdais en authenticité. Tu as fabriqué un personnage à la mesure de ta croyance.

Je suis d'accord, étant enfant j'ai agi comme ça, mais plus tard, j'ai changé je suis devenue moi-même.

Mais non, tu es partie dans l'autre sens, comme le battant d'une cloche. Quand il se trouve près d'un bord, il ne peut pas s'arrêter au milieu, il est obligé de partir dans l'autre sens pour finir par se stabiliser au milieu. L'équilibre est au milieu, en tout. La douceur de ton enfance ou de tes moments de somnolence où tu refusais de voir les indices de vérités, puis la combativité de la carriériste, de la féministe et enfin l'harmonie de la femme douce qui sait aussi devenir guerrière s'il le faut.

Belle leçon, merci la peau. Parlons un peu de couleurs, qu'as-tu à dire de la couleur de la peau ?

La couleur. Être noir au milieu des noirs ne pose aucun problème quant à la couleur de la peau. Être blanc au milieu des blancs non plus. C'est la différence qui pose un problème. Nous sommes nombreux à avoir une peur atavique de ceux qui ne sont pas comme nous. Le reste, ce n'est qu'affaire de mode. Il fut un temps où être le plus blanc possible était du meilleur goût. Vers la fin du vingtième siècle, avoir une peau bronzée toute l'année donnait l'impression de rester un éternel jeune cadre dynamique. Aujourd'hui, la mode est à la protection. Se protéger des rayons du soleil, se protéger du froid, se protéger de tout. Quelles peurs se cachent derrière tout cela ?

La, tu t'égares ?

Oui, c'est vrai, c'est un autre débat. Relevons seulement que les hommes sont devenus beaucoup plus fragiles aux effets du soleil. Le mot [cancer] fait quelquefois bien plus de mal que la maladie elle-même. Le cancer est une altération des cellules elles-mêmes et déviation du mécanisme de reproduction de tout un groupe cellulaire.

Tu n'aurais pas une explication plus simple.

L'être humain est devenu moins résistant. Ces cellules ne se régénèrent plus. Je suis l'enveloppe extérieure du corps, la protection. Je suis aussi le contact direct avec l'extérieur. Je lance un message en diminuant cette protection. L'homme devrait se demander pourquoi cela arrive, comme pour n'importe quel malaise, quelle maladie, quel accident ?

Et pourquoi cela arrive-t-il ?

En ce qui concerne le cancer, la question sera abordée avec les seins. Je préfère en revenir à toi. Quels problèmes je te pose, en ce moment par exemple ?

Rien de particulier. Remarque, depuis de nombreuses années, une réaction m'énerve beaucoup. J'aime boire un verre de vin, quelquefois davantage. Quand je suis au restaurant, je bois une première gorgée du verre que j'ai commandé et trente secondes après j'attrape des rougeurs dans le cou et je sens la chaleur qui monte sur mon visage, pourquoi me fais-tu cela ?

Tu aimes le vin. Tu en commandes un verre avec ton plat du jour. Mais lorsque tu bois la première gorgée, que se passe-t-il dans ta tête ?

Je commande un verre d'eau avec !

Pourquoi cette réflexion ? Que se passe-t-il quand tu bois ta première gorgée ?

J'assure, je me dis qu'aujourd'hui, pour une femme qui mange seule au restaurant, il n'y a pas de honte à boire un verre de vin. Mais voilà, je sens monter la chaleur depuis la gorge vers le cou et je sais que les rougeurs m'envahissent.

Pas de honte à boire un verre de vin ! Pourquoi serait-ce honteux ?

Pendant longtemps, une femme n'allait pas seule au restaurant. La plupart des femmes ne boivent que de l'eau minérale, des tisanes ou du café, au restaurant. Je me dis haut et fort qu'il n'y a pas de honte, mais au fond, j'ai peur que les gens me prennent pour une alcoolique.

Tu as peur de ce que les autres pensent à ce point ? Et si je te disais que la grande majorité s'en fiche complètement.

Je le sais avec ma tête. Mais même si je le sais, il suffit qu'il y ait une personne qui me regarde un peu trop longtemps et je fais une crise de paranoïa.

Le message que je t'envoie, c'est de t'aimer, de te donner toi-même de l'estime. Je le répète et le répéterai encore souvent. A ton âge, tu peux te passer de l'opinion des autres. Les rougeurs c'est pour te dire que tu as une manière de penser qui n'est pas bonne pour toi. Accepte-toi comme tu es, en aimant le vin.

L'abus d'alcool actuellement est un problème soulevé chaque jour, chaque heure, chaque minute à la télévision, à la radio, dans les journaux. Boire un verre de rouge, cela est devenu criminel. D'ailleurs si quelqu'un se fait prendre avec un taux d'alcoolémie supérieure à ce qui est autorisé et qu'il récidive, il est puni souvent plus sévèrement qu'un autre qui a tué par négligence ou un troisième qui lors d'un accident a fait des dégâts pour plusieurs milliers de francs. Le premier n'a causé aucun dommage, il a enfreint la loi, c'est tout.

Je sens que cela te provoque d'autres symptômes ? Raconte-moi !

Oui, ça me gratte dans le dos et mon cœur bat la chamade. Ça me met en colère, la pression de la collectivité, comme si nous n'étions tous que des attardés. L'alcool et le tabac (je fume aussi) les deux ennemis publics du moment.

Laisse sortir cette colère, la retenir, la contenir c'est malsain. Je serai obligée de t'envoyer une bonne démangeaison pour te faire comprendre.

D'accord. Toutes les personnes quotidiennement de mauvaise humeur font bien plus de mal à leur entourage que celles qui boivent un verre ou fument une cigarette. La violence les guerres les catastrophes les accidents qui sont montrés en direct, élevés au grade de scoop par les médias font beaucoup de mal dans les esprits et de cela on en parle peu. Il y a pire. Toute la violence imaginée par les gens de cinémas ou de télévision et que nos enfants regardent cela gangrène la société de demain. J'irai même plus loin en disant que la publicité est mensongère, elle fait miroiter aux individus un semblant de bonheur par la consommation par le matériel, alors que toi et moi nous savons que le bonheur est à l'intérieur.

Tu as raison pour toi-même. Laisse chacun faire son chemin pour découvrir son essence. Toi l'épicurienne, tu ne vas pas cracher dans la soupe. Malheureusement pour toi, l'alcool et la cigarette sont des dépendances visibles, tandis que la mauvaise humeur la méchanceté la dépendance aux mauvaises nouvelles, aux films catastrophes, cela se remarque moins.

Dommage. Il est vrai que nous vivons sur la planète terre pour faire l'expérience de la matière, mais pourquoi avons-nous oublié les êtres spirituels que nous sommes aussi ?

Pourquoi ? Je te suggère de t'en préoccuper pour toi-même et de laisser faire les autres ! La colère est passée ?

Oui, ça va mieux. A propos la peau, pourquoi la plupart des enfants attrapent des maladies de peau, rougeole rubéole varicelle et j'en passe.

L'enfant ne peut pas toujours piquer une bonne colère comme tu l'as fait plus haut. Il ne sait pas comment faire pour exprimer ce qu'il ressent intérieurement. Son corps, sa peau envoie un message aux adultes qui l'entourent. Et comme par miracle toute l'attention dont il avait besoin, il l'obtient. Il est intéressant de remarquer que ces maladies affectent en même temps les yeux, le nez, les oreilles et la gorge. Ces enfants ont une grande difficulté momentanée de communiquer. Encore que de nos jours et heureusement, ils expriment leur point de vue, haut et fort, de plus en plus tôt.

Autre chose, il m'est arrivé que tu sois sèche, problème qui finit en démangeaisons désagréables.

De quelle partie du corps s'agissait-il ?

Les jambes, enfin une partie à l'intérieur des cuisses qui me démangeait beaucoup.

Et que se passait-il dans ta vie à ce moment-là ?

La totale. Problèmes relationnels avec l'homme avec qui je vis. Il parle peu et j'avais décidé de ne pas parler non plus, de ne pas aller vers lui (avec mes jambes, tiens…)

Tu commences à faire les réponses toute seule ! On peut dire qu'en l'occurrence, tu étais sèche, tu ne voulais pas aller vers lui ?

C'est cela. Et j'ai soigné cette sécheresse avec de la crème. Non, je plaisante. La crème a bien aidé, mais c'est lui qui finalement a rompu le silence. En deux heures, nous avons parlé et tout s'est arrangé. Durant la même période, j'avais trouvé un travail qui ne me disait rien de bon.

Une impression ?

Oui, une impression qui s'est d'ailleurs confirmée puisque je n'y suis restée qu'un mois. En fait, je m'étais fait une promesse, celle d'aller où la vie m'amènerait.

Je me souviens que tu n'avais pas vraiment lâché prise. Tu allais vers ce travail remplie de questionnement et de peurs, avec sécheresse. Et quand tu as pu vraiment lâcher et faire confiance, que s'est-il passé ?

Nous avons convenu, dans une parfaite harmonie, l'employeur et moi que mon séjour se terminerait à la fin du mois, ce travail n'étant pas fait pour moi et n'étant pas faite pour ce travail. C'était un peu comme un test pour voir si j'étais vraiment capable de lâcher prise. Et après cela, mon problème de peau a complètement disparu.

Il n'y avait plus de raison, je pense que des deux côtés, homme et travail, tu avais compris le message.

Inconsciemment ! C'est maintenant en y repensant que je comprends. Je réalise à quel point il est important pour sa propre évolution de réfléchir aux événements passés pour en tirer les leçons. Merci la peau.

C'est pour ton bien et pour mon bien.

♥

Conversation avec mon sang

Rouge, j'ai toujours eu de la peine à regarder la couleur rouge... couleur de sang... couleur d'énergie... couleur de colère aussi !

Je suis la couleur de la vie. Je fais partie de ton corps pour cinq litres septante, environ dix pour cent de leur poids en moyenne chez les individus adultes. Je suis fait de vingt-deux milliards de cellules, l'infiniment petit, cela me ressemble. Chacune de mes cellules contient des millions de molécules dans lesquelles se trouvent des atomes oscillant plus de dix millions de fois par seconde.

C'est un monde dans mon corps...

Chaque seconde, deux millions de tes cellules sanguines meurent pour laisser la place à deux millions de nouvelles cellules dans un processus de résurrection continuelle depuis ta première naissance.

Résurrection continuelle. Cela finit quand même par s'arrêter...

Quelle ingratitude, tu fais de l'esprit ?

Je fais de l'esprit quand le sujet m'interpelle, c'est une pirouette pour mieux m'échapper. Tu devrais le savoir !

Pourquoi les gens disent-ils de toi que tu es comme les serpents, que tu as [le sang froid] ?

C'est une manière de dire que je garde mon calme dans les situations difficiles.

Ça, c'est le côté visible de l'iceberg. Je sais moi que [tu te fais du mauvais sang]. C'est dans ton langage, mais de plus, c'est vrai. Quand tu feins de ne pas réagir, mais qu'à l'intérieur ça tourne comme le moulinet d'une canne à pêche, je prends du retard dans le renouvellement des cellules et ce n'est pas bon pour toi. Il vaudrait mieux que tu exprimes ce que tu ressens.

J'ai peur de me mettre en colère, de ne pas savoir dire calmement les choses.

Cela s'apprend, tu peux ne pas être d'accord avec les autres sans que cela amène à un affrontement sanglant... si j'ose dire.

... et finir par avoir [du sang sur les mains] ?

Heureusement, l'homme n'en est plus à assassiner l'autre en cas de désaccord !

Même si certains ont encore [le sang chaud]...

Je préfère cela au [sang de navet] !

Effectivement, ce n'est pas vraiment rouge, ça manque de couleur, le sang de navet.

Que veux-tu dire quand tu affirmes que [ton sang n'a fait qu'un tour] ?

C'est une réaction vive à quelque chose et qui provoque une montée d'adrénaline ?

Ah oui, quand tout à coup je dois mettre les bouchées doubles. Et quand tu dis que tu as [la musique dans le sang], tu entends quoi ?

Que cela fait partie de moi, c'est basique, comme si j'étais née avec.

Cela ressemble [aux liens, à la voix du sang] ?

Pas tout à fait. Là, il y a plutôt un rapport avec la famille, la tribu, les ancêtres.

Et le [sang bleu] ?

Avoir du sang bleu dans les veines, c'est avoir une ascendance noble.

Et comment dois-je prendre le fait de n'avoir [pas de veine]. Sans veine, je ne peux pas circuler, être ramené vers le cœur afin d'être purifié ?

Alors, les gens qui pensent qu'ils n'ont pas de veine auraient de la peine à accepter ce qui vient de l'extérieur. Ils auraient un problème de circulation, de communication dans un ou plusieurs domaines de leur vie ? Que conseiller à ces personnes ?

Elles ont à apprendre à laisser parler leur cœur et laisser engendrer des situations qui leur apportent de la joie, de la gaieté. De cette manière, tout mon système circulatoire s'en porterait beaucoup mieux.

Et quand c'est l'infarctus du myocarde ?

C'est un caillot qui s'est formé au niveau des artères et qui bloque brutalement la circulation. La situation est relativement grave.

Que se passe-t-il dans la vie de cette personne ?

Son corps a trouvé un moyen pour qu'elle s'arrête, pour tenter d'endiguer toutes ces émotions qui lui enlèvent sa joie de vivre. C'est une alerte. Il est intéressant et triste aussi de constater que cet accident était réservé, dans le siècle passé en majorité à l'homme. Actuellement, la femme gagne de la vitesse. Elle n'a plus la vie calme de femme au foyer, protégée par le mari, elle va au front, veut faire carrière, mener de front vie de famille, vie affective, vie sociale, beaucoup pour une seule femme… Elle est marrie (mari…).

Elle ne pouvait quand même pas se tenir à un seul et unique métier, femme au foyer ?

Je ne donne pas d'opinion, je constate simplement qu'au point de vue de la santé, elle n'y a pas gagné.

Chaque situation a son côté enviable, ou le contraire. Quand Sir Winston

Churchill disait à ses compatriotes [Je n'ai rien à offrir que du sang, du labeur, des larmes et de la sueur] il était plus confortable d'être une femme et de rester à la maison.

C'est un point de vue. Le côté féminin est passif réceptif dans l'attente, tandis que le côté masculin est actif. Est-il préférable d'aller à la guerre et voir tout le sang couler ou de rester à la maison, dans l'attente, sans savoir, et pourtant faire le travail de l'homme absent ?

Il est préférable de n'avoir pas à choisir entre ces deux situations ! Mais quand même, la femme fait les enfants et l'homme dans la plupart des pays dits civilisés apprend dès qu'il est adulte à les tuer.

C'est du féminisme ou je n'y connais rien !

Possible. Quand je travaillais dans une grande entreprise, dans les années quatre-vingts, je trouvais ahurissant qu'une femme soit regardée de travers quand elle était enceinte, elle allait être absente plusieurs semaines. Par contre, un homme, à peu près du même âge, était absent la moitié de l'année pour raison militaire et tout le monde trouvait cela normal. Et pourtant, la femme faisait un enfant et l'homme allait apprendre à être un soldat, à manier les armes, donc à tuer, même sous prétexte de se défendre. Est-ce si simpliste de dire que si aucun état n'avait d'armée, il n'y aurait pas de guerre ?

Ni de sang versé ? Peut-être. Une armée est un groupe de personnes représentatif de la pensée des membres de la nation d'où vient ce groupe.

Si c'était moi, il n'y aurait pas d'armée !

Tu n'es actuellement pas représentative de la majorité... un jour peut-être ! Mais le sang continue de couler, d'une manière ou d'une autre.

Oui, les hémorragies. Pourquoi ?

Je représente l'amour de la vie, la joie de vivre. Quand quelqu'un me laisse échapper, son corps lui indique une attitude qui laisse échapper sa joie de vivre. Elle est lasse, angoissée mais se retient. La force de l'hémorragie et l'endroit du corps où elle survient seront significatifs.

Les menstruations de la femme par exemple ? Là, les croyances populaires vont bon train. Les menstruations, c'est honteux. La femme est impure chaque mois durant plusieurs jours. C'est sale.

Tu vois que si elle va moins au champ de bataille, elle a sa part... Je me souviens d'un événement qui t'a fait beaucoup de tort. Cela s'est passé une des premières fois où tu as eu tes règles...

Avoir les règles, suivre les règles, je n'ai jamais aimé cela. Ceci pourrait expliquer les nombreux malaises que j'ai eus dans mon ventre de femme.

Tu commences à comprendre. Tu te souviens ? Quand tu as oublié une serviette hygiénique usagée aux toilettes ?

La honte... décidément elle me poursuit. Oui je me souviens, c'est mon père qui l'a retrouvée. Il m'a fait une remarque devant d'autres membres de la famille, moi qui n'aimais déjà pas les remarques... Celle-ci a très mal passé. J'en ai gardé le souvenir que les règles c'est sale honteux et qu'il faut faire attention de bien cacher tout ce qui se passe autour.

Ton père faisait son travail de père, c'est toi qui a très mal supporté d'être prise en flagrant délit d'étourderie, toi qui t'es sentie meurtrie dans ton intimité. Toi, mademoiselle parfaite...

C'était plutôt cela, c'est vrai, mais j'ai fait un lien avec les règles. Et depuis, douleurs, menstruations douloureuses durant de si longues années. J'aurais trouvé bien plus simple de naître homme.

Il te fallait une vie de femme pour comprendre que le rôle d'homme n'est ni plus ni moins enviable. Il est différent. Quand tu as cessé de croire que le fait d'être femme fait mal tous les vingt huit jours, quand tu as compris que les règles sont une fonction tout à fait naturelle et nécessaire chez la femme, tes problèmes de menstruations douloureuses ont diminué. Quand tu as compris aussi que tu pouvais avoir besoin d'un homme, parce qu'en général il est plus fort physiquement, sans en devenir dépendante...

Ma vie est devenue plus simple...

Mais surtout en arrêtant de vouloir jouer tous les rôles, tu as commencé à faire une vraie place à l'homme dans ta vie.

J'y ai mis le temps et finalement j'ai réussi. Maintenant parlons des saignements de nez soudains et fréquents que j'avais si souvent quand j'étais adolescente ? Pourquoi ?

Tu saignais du nez sans raison apparente presque chaque jour. Le nez est le premier organe utilisé pour aspirer l'air, aspirer la vie. Tu n'aimais pas ce que tu aspirais ? Tu laissais la joie de vivre s'échapper par le nez ?

C'était le moment où j'ai commencé à vouloir voler de mes propres ailes, à vouloir sortir, voir les garçons, à vouloir avoir ma vie personnelle en dehors de ma famille. Mon père n'avait évidemment pas les mêmes idées que moi sur la question. Et chez nous, l'autorité c'était lui, même si ma mère lui soufflait souvent comment... Je crois que j'en voulais à ma mère de n'être pas plus solidaire, entre femmes...

Un jour, tu y es allé un peu fort. Mais ce jour-là, ta mère t'a soutenue...

Aïe ! Je me souviens, j'étais en punition, à genoux tu te rends compte ! Nous en reparlerons, de mes genoux... Durant l'absence de mes parents, j'avais invité des copains pour faire la fête. Mes frères et sœurs étaient bien contents d'y participer. Mais quand mes parents sont rentrés, j'ai été la seule punie parce que c'était moi l'instigatrice... J'avais été rapidement dénoncée par les autres fêtards... Mon père m'a donné une gifle retentissante.

La scène suivante, tu l'as joué diablement mesquine ?

Je savais que j'avais une faiblesse au niveau du nez, qu'il saignait facilement. Je me suis donné un léger coup de poing, très léger, et voilà que ça saignait, une mare de sang devant moi. Quand ma mère a vu cela, elle a fini par prendre mon parti. Elle a disputé mon père, lui disant qu'il y allait trop fort avec moi, qu'il savait bien que j'avais une faiblesse au niveau du nez...

Tu as eu ce que tu voulais, le soutien de ta mère dans l'affrontement en face de ton père... Mais à quel prix, il y avait peut-être un autre moyen ?

Bien sûr. Mon père, pauvre homme, qui jouait son rôle de l'autorité et qui s'est retrouvé avec deux femmes contre lui... Quelques années plus tard, je lui ai raconté l'histoire...

Et quelle leçon tires-tu de cela ?

Que le combat en face de l'autorité m'a accompagné dans l'enfance, l'adolescence, la vie de femme, que les moyens utilisés n'étaient pas toujours honnêtes...

Tu faisais ce que tu pouvais sur le moment... Sois indulgente et bonne avec toi-même et avec l'autorité, rôle qui n'est peut-être pas toujours le plus facile. N'oublie pas de d'être indulgente aussi avec les hommes...

Le sang, il y a aussi quelque chose, dans ma jambe depuis des mois voire des années qui bloque, qui freine, qui est douloureux parfois ? Phlébite ?

Il y a un morceau qui reste coincé dans ta jambe, qui ne passe pas... il stoppe ta joie de vivre... est-ce une personne... une situation ? Quelle est ta perception intérieure face à cela ?

C'est la jambe droite !

Relation à la partie féminine. Mais cela peut aussi concerner la terre mère, la profession ?

Touchée... Seigneur c'est vrai. Depuis que j'ai laissé une situation financière confortable pour faire du développement personnel, je traîne un peu la jambe, au propre et au figuré !

Tu sais bien que ce ne sont jamais les faits qui sont critiquables mais la manière de penser par rapport à eux. Quels sont les mots ? Quels sont les maux ?

Dans le désordre travail, avancer, joie de vivre, traîner la jambe, argent, reconnaissance...

Tu t'accuses de quoi ?

D'avoir choisi un domaine qui m'a fait manquer d'argent, manquer de reconnaissance et conséquence directe de joie de vivre !

Visiblement, c'est une manière de penser qui ne te fait aucun bien. Le domaine choisi te plaît ?

Énormément.

L'argent et la reconnaissance, est-ce vraiment si important pour toi ?

J'étais habituée à être reconnue comme une personne capable, forte et battante. Avoir des problèmes d'argent m'a mise dans une situation que j'ai eu du mal à accepter. Demander, être à la merci du bon vouloir des autres n'est pas confortable.

Quelle est la leçon ?

J'ai appris à demander de l'aide et je l'ai reçue, pas toujours de la manière que j'attendais mais même là, il y avait une leçon.

Laquelle ?

Je donne comme je reçois. Je reçois comme je donne. Pas très glorieux...

Pourquoi avoir besoin de gloire, de reconnaissance ? Ne peux-tu pas trouver au fond de ton cœur tout ce dont tu as besoin et le laisser couler doucement sur toi, comme le chocolat sur une poire.

Je peux le faire. Je vais le faire.

Quelle est cette nouvelle manière de penser par rapport à ta manière d'avancer professionnellement dans la vie ?

Dans la paix, j'avance en faisant ce que j'estime être bon pour moi. J'ai confiance. La vie me donnera mon pain quotidien. Les autres vont m'aimer et me reconnaître puisque je m'aime et me reconnais. Les autres sont mon miroir, le reflet de ce qui se passe à l'intérieur de moi-même.

Conversation avec ma tête

Que se passe-t-il ce matin, j'ai la tête toute embrouillée, les pensées qui s'entrechoquent, je n'arrive pas à y mettre de l'ordre.

Pas étonnant, pas étonnant…

Quoi ? Qui me parle ?

C'est moi, ta tête, je peux peut-être te donner un coup de main.

Toi la tête, tu peux me donner un coup de main, tu rigoles !

Tu vois, tu analyses, tu dissèques tout, tu m'utilises comme un ordinateur mais tu rentres tant de données en même temps et de sujets si différents que je ne m'y retrouve pas. Et pourtant, je suis à ton service, je suis là pour t'aider, te soutenir, et non pour te donner du soucis.

Bon d'accord, mais qu'est-ce que tu proposes, si je te disais que je ne sais pas comment procéder !

Je te crois et d'ailleurs je suis la première à en souffrir. Par exemple, tu m'envoies en même [Ne pas oublier d'acheter du pain], [Acheter un cadeau pour l'anniversaire de maman], [Pourquoi j'ai rêvé de cet ancien collègue ?], [Est-ce que Francis va rentrer dîner], [Téléphoner au garage pour le service de la voiture], [Écrire le prochain chapitre de mon livre], [Comment va ma sœur Annelyse], [Acheter des cartouches pour mon imprimante], [Est-ce qu'il y a une vie après la mort ?], [Pourquoi ai-je peur de manquer d'argent ?], [Je retournerai à Ksar Ghilaine], […]

Arrête… je vois ce que tu veux dire… ma question est [comment faire] ?

Tu as mis du temps pour en arriver là. Il te faudra aussi un peu de temps et de patience pour revenir à une utilisation rationnelle de mes services, et ainsi me redonner un équilibre. D'abord, voyons ensemble quels messages tu m'envoies ? Quel vocabulaire tu as l'habitude d'utiliser en parlant de moi ?

Quels messages ? Quel vocabulaire ? Il me semble que je ne parle pas souvent de toi.

Et que penses-tu de [Ça me prend la tête], cette histoire ?

Mais c'est une façon de parler, tu ne vas quand même pas me dire que tu prends tout à la lettre ?

Et bien oui, je suis là pour fonctionner, pour t'obéir, je suis un exécutant. Quand tu dis [Ça me prend la tête], je me serre, je me crispe et tu t'étonnes après de ressentir des douleurs à la tête. La douleur, c'est un message pour t'indiquer que c'est étonnant ce que tu me demandes là.

D'accord, je saisis ce que tu veux dire. Je surveillerai mieux mon langage à ton sujet. Il y a autre chose ?

J'ai beaucoup de mal à interpréter [J'ai la tête dans le cul] dis-moi ce que je dois faire avec ça ?

C'est une expression, pas très jolie pour toi j'en conviens, pour dire que je ne vois rien, que c'est le trou noir.

Et bien je te suggère de l'utiliser seulement après réflexion parce que, physiquement, moi qui suis un exécutant, je ne vois pas très bien comment procéder... Et quand tu dis [Je me masturbe les méninges] tu entends quoi ?

Tu fais l'idiote ou quoi ? c'est pourtant évident, je fais travailler mon cerveau à grande vitesse. Et là tu pourrais encore me demander ce que veut dire [Je fais de la dysenterie cérébrale] ?

Je te le demande. Pourquoi as-tu cette fâcheuse tendance à m'associer ce genre de propos qui n'ont rien à voir avec moi, et après tu t'étonnes que je t'envoie des malaises, des maux de tête, pour tenter d'arrêter le massacre. Une autre de ces expressions me vient à l'esprit [Je me tape la tête contre les murs]. Tu es consciente de l'impact que cela peut avoir ?

J'en ai d'autres, [Avoir peur que le ciel me tombe sur la tête] ou bien [J'ai la tête qui éclate]. Je vais m'arrêter là. Il y a autre chose. Pourquoi le soir, quand je vais me coucher, j'ai l'impression que c'est toi qui prends le contrôle de la situation ?

Lorsque tu es couchée, tu te calmes et tu entends mieux. Moi la tête, je reste là avec toutes les idées mélangées que tu m'as laissées durant la journée et je te demande simplement ce que je dois en faire. Je fais mon travail et toi tu voudrais tout effacer pour t'endormir. Ce n'est pas possible puisque ma mission est d'exécuter ce que tu m'as demandé.

C'est un fait, je t'utilise mal. Parfois, je prends un somnifère, une drogue qui va m'endormir ?

Je trouve cela bien incohérent. Tu n'as pas beaucoup de suite dans les idées... Tu me demandes ceci ou cela, et puis tu décides de prendre une drogue pour pouvoir l'oublier. Le plus idiot dans tout cela est que le lendemain tu recommences le même cirque au lieu de prendre un moment pour toi, de t'asseoir ou de t'allonger et de m'aider à mettre de l'ordre dans tes idées.

C'est quoi ce truc ? Moi, t'aider, mais comment ?

Je suis le serviteur et le serviteur a besoin de directives précises de la part du maître pour bien fonctionner. Si le serviteur commence à en faire à sa tête (si j'ose dire) le maître ne sera pas satisfait. Ce n'est pas mon rôle de prendre les décisions, je suis seulement là pour ressortir les renseignements accumulés dans ta mémoire. J'ai aussi la capacité de faire des synthèses, de trouver des solutions. Mais celle qui décide, c'est toi. Et permets-moi de te dire que je suis surprise d'être obligée de te le rappeler.

Tu as raison, la tête. Et je suppose que si pareille situation dure trop longtemps, cela peut déboucher sur des problèmes plus graves ?

Je ne suis que la tête, mais j'ai entendu que certaines têtes ne sachant plus du tout ce que leur maître attend d'elles ont fini par démissionner.

Quelle est ton idée, pour améliorer ton travail de serviteur ?

Prends chaque jour un moment pour t'entretenir avec moi. Va dans la campagne, dans la nature ou retrouve-toi seule dans une pièce. Tu t'assieds, tu respires profondément. Tu écoutes ce que j'ai à te dire et tu décides quelque chose par rapport à chaque pensée en suspens. Tu peux très bien décider de remettre la décision à la semaine ou au mois suivant, parce que tu ne possèdes pas tous les éléments. Ce dont j'ai besoin, c'est de savoir ce qu'il faut faire avec ce que tu m'as laissé. Quand tu auras passé en revue toutes les questions, tu auras accès à une partie plus profonde de toi que tu ne connais peut-être pas encore.

Une partie plus profonde ?

Tu pourras commencer à rêver, à penser l'avenir comme tu le désires et qui sait, à avoir accès à d'autres dimensions que tu ignores complètement pour l'instant.

Comme quoi ? des images… des musiques…

Je vais faire mon travail, ce pour quoi je suis là. Tu as lu un livre sur l'intuition. Tu pourrais développer ton intuition et petit à petit apprendre à lui faire plus confiance.

J'aimerais cela.

Tu sais une idée, cela surgit en un instant. Combien de fois dans ta vie, as-tu reçu une idée ? Combien de fois l'as tu trouvée bonne pour toi ? Et puis combien de fois l'as-tu oubliée ?

J'ai beaucoup d'idées, elles vont et viennent. Tu as encore raison, mais [Ne prends pas la grosse tête] pour ça. Dis-moi plutôt comment changer les choses.

Une habitude, il faut trois mois pour la modifier, trois mois où tous les jours tu penses autrement, tu ressens autrement, tu agis autrement et finalement cela devient automatique. Pour réussir, fais-toi des [Pense bête]. Tu mets un rappel quotidien sur ton ordinateur. Tu colles des papiers sur le réfrigérateur, dans ta voiture, sur le miroir de la salle de bains, derrière la porte des toilettes. Partout, tu écris [Je veux devenir maître de mes pensées]. [Je prends du temps chaque jour pour faire de l'ordre dans mon esprit, le libérer].

Pas bête la tête, c'est une excellente idée.

J'ai une bonne maîtresse qui me nourrit de lectures, de réflexions, de cours, de discussions profondes avec des amis.

Merci la tête.

Attends, il y autre chose.

Je t'écoute ma précieuse compagne !

Tu m'as donné des informations bizarres contradictoires, pour certaines situations de ta vie.

Quoi par exemple, là tu m'intéresses beaucoup !

Tu vivais seule depuis plusieurs années et au fond de toi-même, tu rêvais de rencontrer un homme BSTR (bien sous tous rapports), mais tu te sabotais. Quand l'occasion se présentait, tu t'esquivais. Exemple. Tu étais dans la file d'attente de la caisse du supermarché, un homme qui aurait pu te convenir attendait aussi. Quand il te regardait tu tournais la tête. Quand il avait un air engageant, tu montais ton nez vers le ciel. Mais très discrètement tu louchais quand même dans sa direction. Tu peux m'expliquer ton comportement ?

Mais, si j'avais été trop aimable, il aurait pu croire que j'étais une femme facile, il fallait bien que je lui résiste !

Où avais-tu acheté cela ? [Une femme aimable est une femme facile]. Excuse-moi, c'est une insulte à ton intelligence.

Je ne pouvais quand même pas sourire au premier venu, être aimable avec tous les hommes que je croisais ?

Et pourquoi pas ? L'amabilité ça rend la vie plus belle. Alors, creuse un peu, pourquoi ce comportement ?

Mais maman disait, fais attention tu vas te faire avoir... Il y a des filles bien moins intelligentes que toi qui s'y sont fait prendre.

Ta maman a agi au mieux de sa conscience et tu peux l'en remercier. Mais là, tu aurais pu réviser ta copie et faire ce qui était bon pour toi, c'est-à-dire, en l'occurrence être aimable avec les hommes si tu voulais atteindre ton objectif de partager un jour ta vie avec l'un d'eux. Cette croyance [une femme aimable est une femme facile] tu l'as dépassée aujourd'hui.

Oui, je le crois. Tu en as d'autres ?

Il t'arrive quelquefois d'être furieuse à l'intérieur, tu as très envie de dire ce que tu penses, de te mettre en colère même. Moi la tête, je sais bien ce que tu penses, mais tu ne dis rien. Tu n'es pas authentique. Ce n'est pas cohérent. Pour ne pas me charger, tu dois donner l'heure juste à chaque instant. Pourquoi retiens-tu ?

C'est vrai je me retiens parce que j'ai peur de la réaction de mon interlocuteur (tiens, je l'ai mis automatiquement au masculin). Exemple. Quand je vivais avec le père de mes filles, j'avais signé un contrat avec une société de remise en forme. Cela me plaisait beaucoup d'aller trois fois par semaine faire de la gymnastique sous une bulle pour transpirer. Quand je suis rentrée après avoir signé ce contrat, j'étais terrorisée. J'avais pris la décision seule. J'étais certaine que l'homme allait se mettre en colère. J'ai attendu plusieurs jours avant de lui avouer la vérité, dans un état d'angoisse indescriptible. Finalement, je lui ai dit et devine ce qui s'est passé ? Il s'est mis dans une colère noire et j'étais encore bien plus terrorisée. Et puis le calme est revenu. Ça me rappelle une citation [Je me souviens grand-mère disait, ça aussi ça passera].

Tu as peur de la colère de l'autre mais tu décides quand même toute seule ! Est-ce du courage ? En réalité, tu as encore plus peur de perdre ton indépendance, alors tu décides et ensuite, terrorisée, tu affrontes ! Il a certainement un autre moyen !

Mon père, Dieu ait son âme, était un homme parfois colérique et il est vrai que, enfant j'aurais voulu être une petite souris pour pouvoir aller me cacher sous un meuble plutôt que de le voir fâché... Plus tard, je l'ai souvent provoqué, affronté malgré ma peur, le courage prenait le dessus !

Aujourd'hui, quelques dizaines d'années plus tard, tu ne crois pas que tu peux laisser tomber cette attitude, dire ce que tu penses simplement et te débarrasser de cette peur ?

Facile à dire, elle revient toute seule ! Prise dans l'émotion, je n'en suis pas toujours consciente. Dis-moi comment procéder ?

Essaie de l'apprivoiser cette peur. La prochaine fois que tu prends une décision, réfléchis à l'homme et à ce qu'il peut bien en penser. Cela t'évitera de te retrouver dans cette situation de peur. Parle à l'homme de ta peur. Si tu prends une fois de plus une décision sans le consulter et que tu commences à trembler, à retourner dans ta tête les questions, je lui dis... je lui dis pas... regarde ta peur en face. Mieux, tu n'es pas la peur, c'est comme un personnage que tu as créé et qui t'a rendu service durant des années, tu en as eu besoin. Aujourd'hui, tu peux la remercier gentiment et lui dire que tu veux reprendre les commandes. Mesure les conséquences des tes décisions vis-à-vis de l'homme. Ne lui fais pas ce que tu ne voudrais pas qu'il te fasse. Plus ta peur diminuera, plus la colère de l'homme diminuera. C'est une relation de cause à effet. Lorsque tu ne dégages plus la peur de la victime, en face le bourreau peut aller se rhabiller.

Cela a beaucoup de sens, en théorie, mais la pratique, pas facile...

Je te l'ai dit, du temps... de la patience...

J'ai bien de la chance de t'avoir.

Merci. Pour finir j'ai un secret pour toi. Quand tu m'auras débarrassée de ces vieilles croyances que tu traînes et qui ne te servent plus à rien, quand tu sauras gérer tes pensées, j'aurai beaucoup plus de temps. Ta vie deviendra de plus en plus facile. Moi, je m'appelle conscient. J'ai deux ou trois copains qui ont eux aussi plein de choses à t'apprendre.

♥

Conversation avec mes yeux

Il y a des moments où je n'ai plus [les yeux en face des trous]. A croire qu'il y a sur mon nez une paire de lunettes déformantes.

Pas en face des trous, que signifie cela ? C'est impossible, comment veux-tu que nous interprétions cela ?

Je manque de discernement... Ne prenez pas tout à la lettre.

Nous sommes à ton service, nous sommes des exécutants et quand tu dis cela, imagine, physiquement ce que cela peut signifier ! Évite !

Je suppose que [le doigt dans l'œil] ne doit pas vous plaire non plus, et que dire de [ça coûte les yeux de la tête]...

Le jour où tu achètes quelque chose en prétendant que [cela coûte les yeux de la tête], comment devons-nous nous comporter puisque visiblement, tu nous sacrifies à quelque chose ?

C'est une manière de dire que je vais éviter d'utiliser.

Il y a pire [ça saute aux yeux] ou [ça crève les yeux]...

C'est encore le sens figuré, une image pour dire que c'est évident, mais là aussi, si je vous suis, il vaudrait mieux ne pas utiliser l'expression.

La liste est encore longue [les yeux plus gros que le ventre] ou [qui sortent de la tête], nous préférons entendre, elle n'a pas [les yeux dans sa poche], heureusement pour nous...

On dit aussi [avoir le mauvais œil], avoir un regard qui porte malheur. Je me demande ce qui se trouve derrière ces yeux-là. Il est parfois préférable de [fermer les yeux sur] un regard qui semble noir.

Heureusement que nous ne sommes plus au temps de [œil pour œil, dent pour dent], enfin physiquement, parce que pour le reste, il y a de quoi se poser des questions ?

Je tends à utiliser toujours [les yeux du cœur] et là je suppose que vous n'avez rien contre ?

Vos poètes ont bien su parler de nous, quand Antoine de St-Exupéry dit [On ne voit bien qu'avec le cœur, l'essentiel est invisible pour les yeux].

J'apprécie beaucoup Monsieur Victor Hugo quand il écrit [Et l'on voit de la flamme aux yeux des jeunes gens, mais dans l'œil du vieillard, on voit de la lumière].

C'était un maître qui [avait l'œil]...

Vous vous y mettez aussi... La vue, un des cinq sens, et vous êtes le support, quel privilège de servir l'être humain de cette façon.

Nous sommes faits de centaines de millions de récepteurs pour que tu puisses regarder la danse de la feuille d'un arbre quand elle tombe, admirer la beauté de la géométrie des flocons de neige, laisser flâner ton regard sur un étang, admirer le vol de l'aigle, t'émouvoir devant le sourire d'un enfant, observer le changement de forme continuel des nuages, te promener dans un ciel étoilé, voir éclore une rose, compter les couleurs d'un arc-en-ciel.

La nature nous offre des tableaux magnifiques. Je regrette en cet instant de ne pas en profiter davantage. Je me dis qu'il serait intelligent de réserver chaque jour, trente minutes dans l'agenda pour regarder la beauté.

Quelle belle idée, la beauté est une des nourritures de l'âme, il serait temps de veiller à ce qu'elle ait sa dose quotidienne.

Une des nourritures, et quelles sont les autres ?

L'être a aussi besoin de créativité, de confiance, d'appartenance, d'espoir, d'affection et le dernier, non le moindre, d'avoir des buts dans la vie.

Vaste programme, mais revenons à nos moutons, si vous permettez. Pourquoi la majorité des individus, dans les pays dits développés, porte-t-elle des lunettes, surtout à partir de la cinquantaine ?

Ceux de qui on dit en plaisantant qu'ils ont les bras trop courts parce qu'ils voient de loin mais voient de moins en moins de près ?

Ceux-la même, dont je fais partie d'ailleurs. Impossible de lire un article de journal sans éloigner celui-ci. Pour ce qui est de la composition d'un produit sur un emballage, il y a belle lurette que j'ai renoncé sans lunettes.

Pourquoi ne veux-tu plus voir de près ?

La grande majorité des gens de mon âge ont le même problème, c'est normal !

Ce n'est pas parce que cela arrive à presque tout le monde qu'il n'y a pas un problème. Ne pourrait-on pas dire que tu as de la difficulté à t'ajuster à ce qui se passe. Ne trouves-tu pas difficile de regarder de près, dans le miroir, ton corps vieillissant.

Évidemment, la beauté est un critère si important, le paraître. Les femmes que je vois le plus, à la télévision, dans les journaux, sur les affiches publicitaires, sont jeunes, minces (maigres parfois). Et moi, j'ai cinquante ans et quelques kilos en trop, je ne suis plus dans le coup.

Ce qui est publié par les médias a du succès parce que le public en veut. Le jour où plus personne n'achètera les magazines parce que les filles ne plairont plus, les sylphides iront se cacher.

Et nous reviendrons à la mode du temps de Rubens, femmes aux formes arrondies, bien portantes.

Tu peux toujours rêver... A notre avis, il est préférable de t'aimer comme tu es, d'oser te regarder. Tu t'attaches à la dimension physique. Cela brouille ta vision intérieure. Toute cette valeur acquise au fil des années, tu ne la vois donc pas ?

Reconnaissez que l'influence dans l'autre sens est grande. Quand il s'agit de produits de beauté, pour une peau mûre (bel euphémisme ...) comme la mienne, les produits les plus chers sont conseillés afin de conserver, mais on parle quand même de conserve, ou retrouver la fermeté, l'élasticité, la luminosité de la peau.

Le miroir est un outil d'évolution extraordinaire. Ces publicités, ces vendeuses, ces produits, le monde est là comme révélateur de ce qui se passe à l'intérieur de toi. Tu rêves de paraître jeune, avec la peau ferme, élastique, lumineuse.

J'accepte mon âge, c'est tout mon environnement qui me montre que ce serait mieux d'être jeune.

Non, ce n'est pas comme cela que ça marche. Ton environnement est le reflet de ce qui se passe à l'intérieur de toi et non l'inverse. Ici, vraisemblablement tu n'es pas la seule. La majorité de tes contemporains a la même manière de penser puisque le message est si fort de tous les côtés.

Quand je vois, à la télévision ou en vrai, un beau vieux ou une belle vieille, je les envie. Pourquoi y en a-t-il si peu ?

Avoir mis tant d'énergie à paraître durant des années, c'est comme un bâtiment où les ouvriers auraient soigné la peinture et négligé les structures de base, les fissures de murs, la charpente du toit, le jour où un mur cède, c'est la maison qui s'écroule, même si la peinture est fraîche.

La métaphore est très parlante. Pour revenir aux médias, ils veulent aussi m'aider à garder ou retrouver la forme (échauffement, stretching, aérobic, exercices au sol, muscler, raffermir ventre, cuisses, fesses).

Encore le miroir...

Et que conseillez-vous, en l'occurrence ?

Entretenir ton corps par de l'exercice régulier, une à deux fois par semaine, transpirer un peu, cela te ferait le plus grand bien.

Je sais, c'est comme regarder la beauté. Quand j'y pense, je trouve que c'est une bonne idée, mais quand c'est le moment de le faire, mon côté lascif reprend le dessus.

Sans discipline, il est difficile d'atteindre un objectif. Il y a pourtant un moyen pour favoriser une meilleure discipline, ne pas oublier le but visé. Quand c'est l'heure d'aller courir, ne pense pas à l'effort, à la fatigue, pense plutôt à l'objectif visé, avoir un corps en meilleure forme, devenir plus alerte, être mieux dans ta peau et même avoir un aspect jeune et dynamique.

Visualiser le résultat obtenu comme moteur de motivation, je vais essayer.

Tu vas essayer, et dis-nous ce que c'est pour toi essayer ?

Je vais y penser.

Ce n'est pas une affaire de penser, c'est une affaire d'agir. Il n'est pas possible d'essayer d'aller courir, d'essayer d'avoir de la discipline, d'essayer de visualiser l'objectif pour être motivée. Essaie donc de te lever de ta chaise ! Essaie, vas-y !

C'est curieux, cela fait plutôt rire...

En effet, tu te lèves ou tu ne te lèves pas de ta chaise, il n'est pas question d'essayer... Tu peux essayer une robe, une nouvelle marque de lessive ou un vin, mais quand il s'agit de toi, tu le fais ou tu ne le fais pas, essayer ne convient pas.

Vous avez encore raison... Et l'amélioration de ma vue dans tout cela ?

Travaille à une meilleure adaptation aux personnes et aux circonstances de ta vie. Accepte que ton corps physique vieillisse. L'ajustement que tu sauras appliquer améliorera ta vision et ta qualité de vie.

Améliorer la vision, vous rigolez ?

Si nous sommes capables pour te faire comprendre que certaines croyances ou certains comportements ne sont pas bons pour toi de diminuer la vue, pourquoi ne serions pas capables de faire le contraire, au moment où tu auras compris le message ?

Ce serait un miracle ?

Appelle cela comme tu veux, nous t'affirmons que c'est ainsi.

Quelqu'un a dit que vous êtes le miroir de l'âme.

En effet, nous te suggérons un exercice. Tu te places devant ton miroir et tu nous regardes, le plus longtemps possible, cinq minutes, dix minutes, davantage. Que lis-tu ? Avons-nous l'air triste ? Y a-t-il de la lumière ou avons-nous l'air éteint ?

Je l'ai déjà fait, la première fois j'étais gênée, comme si quelqu'un me regardait effrontément dans les yeux, cela m'a mise mal à l'aise. Ensuite, je me suis habituée, j'y ai même pris goût, l'impression d'avoir accès à l'intérieur de moi.

Et maintenant si tu faisais la même chose avec les autres personnes. Disons que dans chaque personne, il y a l'amour, la partie divine de l'être. Avant de regarder dans les yeux des autres, rappelle-toi cela et plonge ton regard. Demande à ta partie divine d'entrer en contact avec la partie divine de l'autre.

Namasté. Ce mot vient de la région du Népal. On lui prête plusieurs significations. J'ai retenu [Le divin en moi salue le divin en toi].

C'est exact. Nous revenons à cette expérience qui pourrait, petit à petit pour toi, devenir une règle de vie. Regarde avec les yeux de l'âme et cherche dans le regard de l'autre la partie divine en lui.

Je me souviens d'avoir fait cet exercice. C'était dans un restaurant. Entre une femme d'environ cinquante ans à l'aspect physique pas ordinaire. Elle avait des cheveux longs mal soignés, des ongles démesurés qui ressemblaient à des serres d'aigle, vernis depuis longtemps vu qu'il n'en restait que la moitié, une mini jupe. Elle était accompagnée de personnages à l'air aussi peu ordinaire qu'elle. Je devais m'approcher pour prendre la commande.

Là, tu l'as regardée avec les yeux mais sans le cœur, ta description en dit long.

C'est vrai. Mais je venais de lire quelque chose au sujet du regard, dans le sens de ce que vous venez de me dire. J'ai alors décidé de tenter l'expérience de chercher la partie divine au fond des yeux de cette personne.

Moment étonnant, n'est-ce pas ?

Surprenant, inattendu, incroyable même. La personne était comme tétanisée, ne comprenant pas ce qui lui arrivait, et moi aussi je l'avoue. Je la regardais avec amour et ce qui se passa était magnifique, elle me regarda elle aussi avec amour. C'était comme si le fait d'avoir initié ce contact d'amour faisait que la suite ne pouvait pas être différente. J'en garde un souvenir très ému.

Pourquoi n'as-tu pas continué ?

J'ai oublié. Je me suis souvenue. J'ai oublié de nouveau. Encore une habitude à prendre ? Le chemin vers la sérénité est encore long ?

Il ne faut pas regarder le chemin qui reste à parcourir, regarde plutôt le chemin parcouru. Le proverbe indien [Un voyage de mille kilomètres, c'est comme un million de voyages d'un mètre] en dit long sur le sujet.

Je vais écrire [Namasté] sur le miroir de la salle de bains, sur la porte du frigo, derrière le pare-soleil de la voiture, partout où vous vous promenez régulièrement.

Bonne idée. Tu finiras par bientôt utiliser ton troisième œil.

Celui qui se trouve au milieu du front ?

C'est l'endroit du sixième chakra, celui de la perspicacité, de la perception, de la certitude, de l'inspiration, de la guidance, de la sagesse, de l'accès à la connaissance universelle.

C'est trop, tout cela.

Par rapport à l'humain, avec ses peurs, ses croyances, ses limitations, il faudrait déprogrammer toutes les couches, selon Jung, subconscient personnel, inconscient personnel, inconscient familial, inconscient ethnique, inconscient collectif, inconscient biologique.

Disons que l'escalier de l'évolution comporte des milliers de marches. Apprécions-les, l'une après l'autre.

Et souvenons-nous aussi des paroles de Marianne Williamson, que Nelson Mandela prononça le jour de son intronisation [Notre peur la plus profonde n'est pas d'être incapables. Notre peur la plus profonde est d'être puissants au-delà de toutes mesures. C'est notre lumière et pas notre ombre qui nous effraie le plus].

♥

Conversation avec mon nez

Celui-là, [Je ne peux vraiment pas le sentir], il est insupportable.

Tu ne peux pas le sentir, que dois-je en conclure, tu ne veux plus sentir une personne en particulier, tu me demandes d'arrêter de sentir, es-tu consciente de ce que tu fais ?

[Je l'ai dans le nez], tant il m'indispose !

C'est impossible voyons, tu as vu ma grandeur ?

Je parle de son odeur, enfin du fait de l'avoir devant moi, je n'aime pas.

A ce point ? Il faut croire que cette personne a vraiment beaucoup de choses à t'apprendre sur toi-même !

Je te dis que je préfère ne pas la sentir, qu'elle soit hors de ma vue ?

C'est ton miroir, alors réfléchis, que reflète le miroir ? Que reflète-t-il que tu n'aimes pas en toi ?

Tu veux dire que c'est une partie de moi-même que je n'aime pas que je vois en cette personne ?

C'est cela. Reste à découvrir laquelle et pourquoi. Tu veux te prêter à cet exercice ?

Je suis d'accord, que dois-je faire ?

Que lui reproches-tu le plus à cette personne ?

Il est moche ! Et en plus il se croit beau. Il est maigre. Il a des creux dans le visage et dans le corps. Il me regarde avec des yeux un peu effrayés, parfois.

Rien de très alarmant pour toi. Pourquoi cela te met-il dans un état pareil ?

Il me craint, c'est le sentiment que j'ai, et cette crainte l'amène à un comportement désagréable à mon égard.

Tu sens de la peur chez lui. As-tu fait quelque chose pour en arriver là ?

Non, j'ai collaboré avec lui, nous avons travaillé ensemble quelques mois. Mais là, c'est devenu insupportable.

Qu'est-ce qui est devenu insupportable, va plus loin ?

Je sens qu'il dirige vers moi des ressentis, des blessures, des souvenirs désagréables, et tout cela ne m'appartient pas. C'est comme s'il me prenait pour sa mère.

Tu lui rappelles peut-être sa mère. Parle-lui de cela. Dis-lui ce que tu ressens.

Je lui en ai parlé et il m'a confirmé.

Cela prouve qu'il a quelques qualités.

Oui, mais cela m'a fait souffrir et j'ai de la peine à lui pardonner, j'ai préféré m'éloigner.

Encore une fois, quel enseignement en retires-tu ?

Il m'a prise pour quelqu'un d'autre, il a eu à mon égard un comportement très discutable.

Et bien sûr, cela ne t'est jamais arrivé ?

Oui, cela m'est arrivé, en y regardant de plus près, de porter à une personne des accusations qui ne lui appartenaient pas. Il s'agissait d'un homme. Je crois que je le prenais un peu pour mon père. Je combattais son autorité et j'ai dû lui en faire voir de toutes les couleurs.

Et tu l'as fait sciemment ?

Non. J'ai mis des années à comprendre. Et aujourd'hui je suis désolée de ce qui est arrivé.

C'est la loi du retour. Tu récoltes ce que tu as semé. Tu peux alors aussi comprendre que quelqu'un te prenne pour sa mère et règle certains comptes avec toi ?

Je peux le comprendre, avec ma tête. Je peux me dire que je lui pardonne. Mais quand je me retrouve en face de lui, il me reste quelque chose.

As-tu tenté de comprendre quoi ?

Ça ressemble à de la peur, de la peur que cela ne recommence.

A la bonne heure ! C'est humain d'avoir peur de souffrir. Là, tu es si près de la résolution du conflit. Regarde ta peur en face, apprivoise-là. Dis-toi que c'est humain d'avoir encore peur. Mais surtout dis-toi que cette peur t'appartient, que si tu as vécu cette histoire, ce n'est pas uniquement pour lui rendre service, par rapport à sa mère. Quelle est ta part, dans cette histoire ?

Il m'a rejetée. J'ai trouvé cela très injuste, comme s'il me poussait des coudes pour rester lui dans la place et c'est ce qui s'est passé.

C'est toi qui es partie, tu as fui l'affrontement ? Tu as préféré te retirer. Était-ce de la sagesse ou de la frousse ?

J'ai toujours pensé qu'il était plus sage de quitter le champ que de livrer bataille.

Pourquoi étais-tu dans ce groupe ? Avais-tu un objectif commun avec ces personnes ? As-tu renoncé à cheminer vers l'objectif parce que tes compagnons de route ne te plaisaient plus ?

J'ai eu un grand besoin de me retrouver seule. Était-ce par désir de fuir la situation ? Était-ce pour continuer mon chemin à ma manière ? Je crois qu'il y a un peu des deux.

Tu en es consciente. Cela te permettra, la prochaine fois que tu auras envie de fuir, de te poser la question avant si c'est pour fuir la situation ou quelqu'un, auquel cas tu répéterais éternellement le même processus !

Je vois, enfin je sens ce que tu veux dire.

Revenons à son physique. Tu es bien sévère. Tu veux continuer l'exercice ?

Là, je ne sens rien de bon !

Tu dis, il est moche et en plus il se croit beau. Cela signifie que tu te trouves moche et que quand tu te trouves belle, tu t'accuses de te raconter des histoires. Là, tu y vas fort...

J'ai de la peine à m'aimer, physiquement, c'est vrai. Le miroir autour de moi est puissant. Ma mère, quand elle me voit me dit d'abord si j'ai grossi ou maigri, avant de parler d'autre chose.

Et tu reproches à cet homme d'être maigre. Il semble plutôt que tu l'envies.

C'est possible... Je l'admets. Et les creux dans le visage, les creux que je n'aime pas ?

Les creux dans le corps peuvent représenter le rejet. Il semble bien que cet homme t'ait rejetée. S'il t'a rejetée, tu dois toi aussi avoir affaire avec le rejet.

J'ai peur qu'on ne m'aime pas, c'est vrai.

Vas plus loin dans le raisonnement, qu'arriverait-il si personne ne t'aimait ?

Ce serait terrible. Être rejetée de tous, mise à l'écart, seule, il sourd en moi quelque chose de plus profond, comme la peur d'être exécutée.

Comme tu y vas, exécutée.

Quand je lis des histoires ou que je regarde des films où les sorcières brûlent sur un bûcher, cela me met dans un état d'énervement assez fort. Un profond sentiment d'injustice émane de toute ma personne.

Admettons, je dis admettons seulement que la réincarnation existe. Tu as peut-être dans une autre vie, été brûlée comme sorcière.

En admettant, et alors.

Cela te donnerait une explication de cette peur viscérale d'être rejetée, cela te permettrait de commencer à t'aimer davantage, à rechercher en toi l'amour que tu recherches chez les autres.

Chaque fois que je me prends en flagrant délit de sentiment de rejet, je m'aime, ça paraît simple, ça ne l'est pas.

Pose-toi quelque part durant une demi-heure chaque jour. Prends contact avec tout l'amour que tu es capable de donner et de recevoir, ressens-le sur toi, baigne dans tout cet amour. La source est intarissable. C'est le remède contre le rejet.

Merci le nez. Je vais le faire. A propos, être un nez, c'est une profession !

Oui, cela à un rapport avec l'odorat. Un nez est un créateur de parfums. Il s'entoure de matières premières, d'une balance de précision et à force de dosage, de tâtonnements, arrive petit à petit à créer un bon parfum.

Tu connais la tirade des nez, d'Edmond Rostand dans Cyrano de Bergerac ?

Évidemment… je peux même te citer les vers que je préfère [Emphatique. Aucun vent ne peut nez magistral t'enrhumer tout entier excepté le mistral !], [Respectueux. Souffrez Monsieur qu'on vous salue c'est là ce qui s'appelle avoir pignon sur rue !], [Cavalier. Quoi l'ami ce roc est à la mode ? Pour pendre son chapeau c'est vraiment très commode.].

L'humour, c'est avoir un regard compatissant…

Par contre, il y a des expressions comme [se bouffer le nez] ou [mener quelqu'un par le bout du nez] ou encore {avoir un verre dans le nez] qui me préoccupe ?

Il est vrai que les images sont assez parlantes, mais les faits inconfortables pour toi.

[Fourrer son nez dans les affaires des autres] ne me plaît pas davantage, et puis [cela lui pend au nez], lourd, lourd. Je te suis très utile pourtant. Je réchauffe l'air avant qu'il n'entre dans ton corps. Je le filtre également, le débarrasse des impuretés qu'il contient.

C'est ton travail de nez.

Nous formons une équipe, pour que je puisse bien fonctionner, ne me fais pas de [pied de nez]… Pense à l'odorat. Respirer le parfum d'une rose, l'odeur d'un enfant nouveau-né ou d'une personne que tu aimes, t'enivrer des senteurs de la forêt, de l'air de la montagne, de l'iode de la mer.

J'aime la vanille et le jasmin.

Respires-tu souvent de la vanille ou du jasmin ?

Non, pas assez. A cela aussi, je peux y remédier facilement.

Je trouve l'époque où tu vis assez spéciale, au point de vue de l'odorat. Il faut sentir bon. Les endroits du corps humain qui dégagent une odeur spécifique doivent être soigneusement contrôlés afin de ne pas dégager de mauvaises odeurs.

C'est incommodant pour les autres.

Chaque centimètre carré doit être ripoliné. Éliminée l'odeur particulière de chaque être. Quand un parfum a beaucoup de succès, vous avez des chances de vous retrouver avec plusieurs personnes qui le portent. Quelle originalité, tout le monde sent la même chose.

Tu suggères peut-être de ne plus se laver ?

La propreté est une chose, faire ses ablutions, chaque jour soigner son corps. Prendre plusieurs douches par jour parce qu'on ne supporte plus l'odeur du corps en est une autre. Fuir sa propre odeur, c'est comme se fuir soi-même, pourquoi ?

Parce que si ça ne sent pas bon, il faudrait alors se demander pourquoi, et nous savons toi et moi que c'est le début d'un long chemin.

Vers le retour à la simplicité, à l'authenticité, le chemin en vaut la peine.

Je te crois, mais il est long est tortueux.

Ce n'est pas une raison pour renoncer et se mettre de la poudre aux yeux, non du parfum aux narines.

Revenons au corps. J'aime l'odeur d'un homme après une journée de travail. Dans les préludes amoureux, respirer ses aisselles, ce je ne sais quoi d'animal réveille les sens. La nature a fait les choses si bien.

Je te propose un exercice. Ferme les yeux, respire et tente de détecter les différentes odeurs qu'il y a dans la pièce.

Le thé que je suis en train de boire, le bois du meuble, l'encre des stylos, le papier, l'ampoule électrique...

La mouche qui vient de se griller dans la lampe, la caisse du chat qu'il faut changer, la ferraille chauffée d'un moteur qui arrive en fin de course, l'eau des fleurs qu'il faut changer, le repas qui brûle dans la casserole, autant de messages que je t'envoie à longueur de temps pour te simplifier la vie.

Grande utilité que la tienne, en effet. Que se passe-t-il lorsque je sens quelque chose sans retrouver la source ?

Une odeur qui te rappelle une personne, une situation, un danger ?

C'est exactement là où je veux en venir.

Il existe la mémoire auditive, la mémoire visuelle, pourquoi pas la mémoire olfactive ?

En m'envoyant une odeur, tu m'enverrais un message ?

Tu ne m'écoutes pas souvent, le dialogue avec toi est rare, mon truc par excellence, c'est l'odeur et je l'utilise.

Une odeur de caoutchouc qui me fait penser au vétérinaire de mon enfance avec ses bottes, une odeur d'essence qui me fait penser à mon premier baiser, assise sur un vélomoteur qui avait une fuite d'essence, une odeur de rosée le matin qui me permet de retourner à l'insouciance des matins où je partais pour l'école, une odeur de sueur qui me rappelle mon père après une journée de travail à la ferme, l'odeur d'une certaine laque à cheveu qui me rappelle ma mère.

Tu vois que la liste peut être longue.

Il y a aussi les odeurs qui me donnent faim.

Ce n'est pas la faim, c'est l'envie de manger, lorsque tu passes devant une échoppe, que tu sens l'odeur de quelque chose que tu aimes et que cela te met l'eau à la bouche.

C'est exact. Pour moi qui aime manger, c'est un piège. Même après un bon repas, quand je renifle l'odeur de poulet rôti, j'aime le salé, je dois me raisonner pour ne pas recommencer à manger. Quand la vue se met avec l'odorat au service de l'envie, difficile de résister.

Pourquoi manger alors que ton corps n'en a pas besoin ? Quelle relation as-tu avec la nourriture ?

Manger est un plaisir facile à obtenir. De plus, cela me donne l'impression de combler un vide.

Est-ce bien raisonnable de donner à ton corps plus qu'il n'en a besoin ?

Raisonnable, qui parle de raison. Ma tête sait bien que, au bout du compte ce n'est pas bon pour moi, mais avoir du plaisir rapidement est plus fort, même si je regrette après.

La prochaine fois que la vue ou l'odorat t'amène là, respire. Demande-toi ce que tu veux combler. Si tu ne peux pas encore renoncer, mange, mais ne culpabilise pas après. Accepte que tu en es là en ce moment.

M'aimer, encore m'aimer, c'est cela.

Oui. Tu peux aussi acheter la pâtisserie qui te fait envie et la manger plus tard, quand tu auras vraiment faim. Mais de toutes façons, tu as bien compris, l'essentiel c'est de t'aimer.

♥

Conversation avec mes oreilles

Mes oreilles sifflent, cela fait plusieurs jours, des sifflements, des bruits comme si quelque chose se collait et se décollait à l'intérieur, une impression de bourdonnement très désagréable.

Nous te faisons de l'acouphène.

Et pourquoi ces perturbations ?

Il y a un tel embrouillamini de pensées dans ta tête, c'est notre manière de te dire que tout cela n'est finalement qu'un grand bourdonnement qui ne te sert à rien. Tu es tellement occupée à tourner et retourner ces pensées dans tous les sens, tu n'entends plus ce qui se passe à l'extérieur.

C'est un malaise très désagréable, je suis la seule à entendre ces bruits bizarres, mon entourage ne l'entend pas. A croire que je deviens folle et pourtant ils sont bien réels.

C'est pour ton bien, nous te faisons comprendre que sasser et ressasser n'est pas bon pour toi. Nous aimerions que tu nous utilises pour écouter, ce qu'il y a à l'intérieur de toi, dans ton cœur, mais aussi écouter l'extérieur, ta famille, tes amis. C'est une petite alerte, une sonnette d'alarme que nous actionnons en cas de nécessité.

Je vous remercie. Si j'ai bien entendu, quand vous m'envoyez cette musique, je me pose quelque part, je respire, j'écoute les battements de mon cœur, j'écoute les sentiments qui s'y trouvent sur le moment.

Oui, c'est une partie de l'exercice. Après, tu écoutes l'extérieur, parmi les gens que tu fréquentes, y a-t-il quelqu'un que tu ne veux pas entendre, qui te dérange ?

Évidemment, on ne peut pas plaire à tout le monde. Lorsqu'une personne n'est pas d'accord avec moi, elle peut très bien conserver son opinion et moi la mienne.

Belle théorie que voilà, en réalité tu es bien dérangée, vexée lorsque quelqu'un te contredit et tu n'écoutes pas vraiment les arguments de l'autre pour être sûre de conserver les tiens... Si tu ne supportes pas la controverse, tes théories ne doivent pas aller bien loin.

Comme vous y allez. Il y a du vrai dans ce que vous dites. Que me donnez-vous comme conseil ?

Écoute le monde, prends la peine de recevoir les idées de ton entourage. Libre à toi ensuite de prendre ou de laisser, voire de réviser ton jugement. L'entêtement n'a jamais été une preuve d'ouverture. Ton équilibre serait bien fragile si pour le conserver, tu t'interdisais l'écoute des autres.

J'entends ce que vous voulez dire, merci.

Tu entends, parfait, nous voilà rendues à notre réelle utilité. Nous voulons te rendre attentive à quelque chose. Ne répète pas sans cesse à quelqu'un qu'il a [les oreilles bouchées], tu pourrais finir par avoir raison.

J'y veillerai. On dit aussi qu'[il n'y a pas pire sourd que celui qui ne veut pas entendre] ?

Certains êtres pour se protéger du monde extérieur ont réussi à faire le tri, ils entendent ce qui les arrange, ils ont l'oreille sélective !

Impossible de vérifier s'ils entendent ou pas. Il nous reste à croire ce qu'ils avancent.

Et pourquoi mettre en doute ? Ce comportement pourrait bien te compliquer l'existence. Crois ce que les sourds te disent, et si tu les prends en flagrant délit de non-surdité, il sera toujours temps de leur demander pourquoi !

C'est peut-être un refuge pour eux !

Le monde actuel est envahi de tant de bruits. Augmenter les décibels est devenu une habitude grave, la jeunesse pourrait bien se retrouver, dans quelques années avec de sérieux problème d'ouïe.

Vous les oreilles savez peut-être pourquoi la mode est à l'assourdissement.

Nous avons une idée sur la question, en effet. Les enfants qui naissent maintenant ont besoin de respect de vérité d'authenticité d'intelligence. On les appelle les enfants nouveaux ou indigo parce que leur aura est de cette belle couleur bleu du ciel comme quand le soir commence à descendre.

C'est quoi l'aura ?

En langage courant, c'est l'atmosphère qui entoure ou semble entourer une personne. La couleur indigo est celle de la spiritualité. Ces enfants ont une grande sensibilité. Ils ne supportent pas le mensonge, ils ont besoin d'une raison intelligente pour obéir, ils ont un caractère bien affirmé très tôt.

Quel rapport avec la hauteur du son, le fait qu'ils écoutent leur musique si fort ?

Ils ont ainsi l'impression d'échapper à ce monde d'adultes qui leur semble incohérent. Ils ont l'impression de se brancher sur une autre longueur d'onde. Les enfants indigo sont difficilement influençables et plutôt manipulateurs.

Il semble en effet que de nos jours, l'éducation ait pris une tournure nouvelle, que les méthodes utilisées pour nous ne conviennent plus.

Vous ne pouvez leur dire qui ils sont ou ce qu'ils feront plus tard, ils le savent très bien. Lorsque la pression de l'extérieur leur semble trop forte, ils ont besoin de s'évader et le bruit est une manière qui leur convient. Malheureusement ce n'est pas sans risquer de provoquer des lésions.

Auriez-vous une solution pour détendre ses enfants tout en ménageant leurs oreilles ?

Pourquoi ne pas utiliser des visualisations pour équilibrer et canaliser l'énergie débordante de ces enfants et également dans le but de déployer leur potentiel personnel ? Tu peux accompagner l'histoire d'une musique douce qui convient à ce genre d'exercice. Nous te proposons un texte que tu leur liras doucement [Dans cette histoire, les couleurs sont bleu lavande et indigo, imaginez ces couleurs (éventuellement les leur montrer) et fermez les yeux. Nous respirons ensemble profondément dix fois (comptez jusqu'à dix) et nous voilà dans un champ plein de fleurs de couleur lavande et indigo. Comme elles sont belles ! Nous marchons parmi les fleurs qui dégagent une odeur merveilleuse. Nous nous asseyons pour les regarder. Nous apercevons la couleur lavande et elle communique avec nous ! Et voilà que nous devenons tout petits, tout petits jusqu'à pouvoir monter sur une fleur. Nous respirons et nous marchons sur ses pétales. Sa vibration nous calme et nous apaise (attendre vingt/trente secondes). Puis hop ! nous sautons en bas et atterrissons en douceur sur un tapis d'herbe indigo. Nous nous baignons dans cet océan d'herbe, en jouant et en profitant pleinement du moment. Ce sentiment de paix et d'amour est toujours là dans cette énergie lavande et indigo. Nous la respirons pleinement. Puis quand nous décidons, nous ouvrons doucement les yeux.]

Je vous remercie. A propos d'enfants, heureusement que la mode n'est plus aux [bonnets d'âne] !

Chaque génération a sa méthode. Nous doutons que celle-ci ait favorisé l'apprentissage.

Je vous rejoins. J'ai connu un homme à mon avis très intelligent. Le début de sa scolarité s'est bien déroulé puis, changement de maître. Avec le suivant, affrontement immédiat. Il a refusé de continuer à apprendre quoi que ce soit, à l'école. Mais quel conteur merveilleux, un vrai tribun.

Nous nous en souvenons. Chaque situation peut permettre aux êtres d'évoluer, ici en l'occurrence, permettre au maître de s'épanouir en accompagnant les enfants, et aux enfants d'avoir la joie d'acquérir les connaissances nécessaires pour plus tard comprendre le fonctionnement du monde. Chaque situation peut aussi être déséquilibrée, ici un maître sévère ou autoritaire en face d'un élève à qui l'autorité sous toutes ces formes déplaît. Ils avaient peut-être les deux un bout de chemin à faire vers l'autre.

Cela a beaucoup de sens. A propos, vous êtes le support d'un des cinq sens de l'homme, c'est prestigieux. L'ouïe, le pouvoir d'entendre, le pouvoir d'écouter.

Chacune de nous possède vingt-quatre mille fibres qui vibrent sous l'effet du vent dans les feuillages, des vagues qui viennent mourir sur le bord de la mer, du chant des oiseaux, du gazouillis d'un jeune enfant et au mot je t'aime.

Il est vrai qu'en regardant la construction d'une oreille, c'est un [outil] extraordinaire. Écouter une berceuse dans la bouche de sa maman, des mots d'amour dits par son bien-aimé, des chansons d'amour, des opéras, de la poésie, tout cela ouvre la porte du cœur.

Nous sommes obligées d'entendre bien d'autres sons. Chaque jour, aux informations, les journalistes nous décrivent les horreurs du monde. Quand il s'agit de la télévision, les yeux subissent également d'effroyables images.

Il faut bien s'informer de ce qui se passe dans le monde, connaître la dernière catastrophe dont tout le monde parle, savoir ce qu'est telle maladie, ou quelle guerre a lieu dans quel pays ?

Pourquoi il faut ?

Dans les conversations, chacun donne son avis et ne pas savoir de quoi on parle, avoir l'air idiot ou inculte, ce n'est pas possible !

Et pourquoi ?

Mais enfin, ils vont penser que je suis ignare !

Crois-tu que tu puisses un jour connaître tout ce qui existe sur terre, tout ce qui s'y passe, dans les règnes minéraux, végétaux, animaux, humains ?

C'est impossible, je n'aurai pas le temps, comme dit un chanteur connu. Mais ce dont tout le monde parle le plus souvent ?

Qu'est-ce que cela te rapporte, d'écouter ces horreurs ?

Je déteste ces images de violence, voir des corps mutilés, du sang, des maisons détruites, des hommes qui meurent sous mes yeux, d'autres qui risquent de mourir pour me montrer ces horreurs. Je déteste voir ces jeunes hommes dans leurs beaux uniformes, l'air fier de servir leur pays, aller se faire tuer pour une cause qui ne leur appartient pas.

Mais pourquoi regardes-tu et écoutes-tu quand même ?

En plus d'ignare, j'aurais l'air égoïste, ingrate. Égoïste parce que moi je suis confortablement installée, à l'abri. Ingrate parce que ne pas regarder, c'est comme ne pas dire merci de tout ce que j'ai.

Tu peux continuer à voir les choses comme ça, à avoir peur de passer pour une ignare, égoïste et ingrate et t'obliger à écouter des histoires qui ne te plaisent pas. As-tu toi-même fait ce choix ?

Mais tout le monde regarde les infos ?

As-tu choisi ? Nous en doutons. Pourquoi, depuis cette minute, ne choisis-tu pas ce qui va passer par nous ?

J'accepte, dorénavant, les sons qui me déplaisent, les paroles, les phrases qui ne m'apportent pas de l'harmonie, de la sérénité, de la joie, je vais les éliminer autant que possible de mon existence.

Belle résolution, nous t'aiderons et t'enverrons des signaux d'alarme si nécessaire.

Merci les oreilles. A propos de ce qui passe par vous, je n'aime pas entendre non plus les commérages, que suggérez-vous ?

Dis-le, simplement. Lorsque quelqu'un se met à parler d'une autre personne en ta présence, dis que tu n'as pas envie d'entendre cela.

Je vais offusquer la personne.

Qui veux-tu sacrifier, toi ou l'autre personne ?

Je ne veux personne sacrifier, je veux aussi être vraie. Je pourrais dire simplement [excusez-moi] et quitter les personnes.

Quand tu es reçue dans une famille, tu peux t'absenter cinq minutes, mais après, ton hôte se fera du souci. Il y a une autre possibilité, pourquoi ne pas aiguiller la discussion sur un sujet qui t'intéresse ?

Le développement personnel ? Mes tentatives jusqu'à aujourd'hui ont échoué, en particulier avec la plupart des personnes qui me sont proches. Je leur ai peut-être [cassé les oreilles] avec un sujet qui ne les intéressait pas ?

Chacun choisit sa manière de vivre, d'évoluer. Pour toi, c'est le développement personnel, pour d'autres, c'est le football, l'entraînement sportif, les jeux télévisés ou les films d'horreur. Laisse à ceux que le dévoloppement personnel n'intéresse pas le choix et arrête de vouloir convertir à tes théories ceux qui ne veulent pas t'entendre, tu y gagneras là aussi en sérénité.

Vous êtes de bon conseil. Dans la conversation, je peux trouver un sujet qui intéresse tout le monde.

Tu peux aussi écouter davantage les sujets amenés, t'ouvrir à ce qui se présente. Mais si vraiment ce ne sont que commérages, médisances, rien de constructif, nous pensons qu'il est préférable de le dire franchement. Tu risques de perdre l'amitié ou la considération d'une personne, la perte serait-elle importante ? Réfléchis ?

J'entends bien. Cela me fait penser à une histoire. Un jour un homme arriva très agité auprès de Socrate le sage. - Écoute Socrate en tant qu'ami il faut que je te raconte... - Arrête. As-tu passé ce que tu as à me dire à travers les trois filtres ? - Les trois filtres ? - Oui mon ami trois filtres ! Le premier est celui de la vérité. As-tu examiné si tout ce que tu veux me raconter est bien vrai ? - Non je l'ai seulement entendu raconter et... - Bien bien. L'as-tu au moins fait passer à travers le second filtre celui de la bonté ? Est-ce que même si ce n'est pas tout à fait vrai ce que tu voudrais me raconter est au moins quelque chose de bien et de bon ? - Non. Je dirais même au contraire... - Eh bien passons maintenant ce que tu voulais me dire à travers le troisième filtre. Demandons-nous s'il est vraiment utile de me raconter ce qui t'agite tant. - Utile ? Euh pas précisément... - Eh bien dit Socrate si ce que tu as à me dire n'est ni vrai ni bon ni utile oublie-le et ne t'en soucie pas plus que moi !

Conversation avec ma bouche

Je viens de me faire arracher une dent à la mâchoire supérieure droite, cela signifie quoi ?

Une chirurgienne dentiste française, Mme Michèle Caffin, suite à plusieurs années de recherche dit que les huit dents du côté supérieur droit ont un lien avec le désir de manifester ce qu'une personne veut à l'extérieur ; un problème à l'une de ces dents exprime une difficulté à trouver sa place à l'extérieur.

Et les huit dents du côté supérieur gauche ?

Elles ont un lien avec le désir de manifester ce qu'une personne porte en elle ; un problème à l'une de ces dents exprime la difficulté à réaliser son désir d'être.

Et la mâchoire inférieure, à droite ?

Les dents situées à cet endroit ont un lien avec la concrétisation de quelque chose, tel le travail. Un problème à cet endroit exprime donc une difficulté de construire sa vie de façon concrète.

La mâchoire inférieure, à gauche ?

Ces huit dents ont un lien avec la concrétisation de la sensibilité d'une personne, de tout ce qu'elle porte en elle ; un problème à l'une de ces dents exprime un problème de non-reconnaissance affective du milieu familial.

Le [bouche à oreille] pourrait faire passer ces informations, histoire de réfléchir sur soi ?

Revenons à toi, difficulté à trouver sa place à l'extérieur ? Comment ressens-tu la question ?

Figure-toi qu'au même endroit, quand j'avais vingt-cinq ans, une dent avait poussé dans mon palais... difficulté à trouver ma place à l'extérieur ? Je le ressens profondément car aujourd'hui, vingt-cinq années plus tard, je sais que j'ai une place à prendre, je sais même à peu près laquelle. La manière de le faire me pose plus de difficultés.

Et moi, l'instrument de la parole, je suis là pour y contribuer. Quel est le problème ?

Je reste [bouche cousue]...

Je n'aime pas cette expression. Ça doit faire mal...

Oui, à l'intérieur c'est douloureux. Parfois je me sens comme un volcan qui va bientôt exploser.

Pourquoi retiens-tu ce que tu as à dire ?

Ce n'est pas nouveau. Peur d'être ridicule avec des théories qui vont à l'encontre des [bien pensants]. Peur de réussir de devenir une personne connue, donc critiquée attaquée peut-être. Parfois j'ai l'impression d'avoir un jour été l'objet d'un jugement public et d'avoir fini assassinée. Peur que ça ne recommence. Heureusement, aujourd'hui, on ne brûle plus les sorcières. Il semble même qu'on commence à les aimer.

C'est une impression, rien de réel ?

Cela m'empêche quand même de trouver ma place à l'extérieur, comme disent les dents.

Tu as reconnu tes peurs, tu les acceptes, et visiblement tu es en train de pratiquer une façon de prendre ta place, l'écriture.

Je ne vais pas attendre de ne plus avoir de dents tout de même...

Dis-moi par l'expression [une bouche inutile] qu'entendent les hommes ? Comment une bouche peut-elle être inutile ?

Cela veut dire qu'une personne mange, coûte mais ne rapporte rien, ne subvient pas à ses besoins par elle-même. Heureusement cette expression s'utilise de moins en moins. Tu dois préférer entendre parler de la [bouche en cœur].

L'expression est jolie mais le comportement de quelqu'un qui minaude peut devenir agaçant.

Tu préfères [faire la fine bouche] ?

S'il s'agit de ne pas ingurgiter n'importe quoi, je préfère, pour le bien de la personne.

Tu parles de la compulsion, de cette envie irrésistible que j'ai parfois de manger.

Tu ne demandes même pas à ton corps s'il a faim, tu tentes de combler un vide intérieur. Tu veux nourrir ton corps émotionnel avec de la nourriture, alors que ce corps là a besoin de confiance, d'appartenance, d'espoir, d'affection mais en tout cas pas de nourriture.

Même si je le sais, cela ne veut pas dire que je maîtrise. Ce besoin de remplir... il serait préférable que je me pose chaque fois la question avant de manger, que je prenne une minute pour vérifier si j'ai vraiment faim de nourriture.

Quand tu te lèves le matin et que tu prends un petit déjeuner, sans réfléchir, tu manges par habitude, c'est ton mental, ton ordinateur central qui serine les leçons apprises...

[Déjeuner comme un roi, dîner comme un prince, souper comme un pauvre] ou [Commencer la journée par un solide petit déjeuner est sain].

Il y en a beaucoup dans le genre. Une autre situation te pousse à manger sans le vouloir vraiment, c'est l'envie. Tu passes devant la vitrine d'un boulanger, tu vois ton sandwich au thon préféré, avec de la salade et des tomates. Tu avais pourtant déjà mangé deux heures plus tôt, tu rentres quand même et dévore le sandwich. Tu as succombé à l'envie provoquée par les yeux. La même chose se produit lorsque tu sens une bonne odeur de saucisses grillées dans une fête foraine. Tu n'as pas faim, c'est ton odorat qui te suggère de manger la saucisse grillée. Dans les deux cas, tu as œuvré à la satisfaction des sens.

C'est quoi manger juste ?

Cela n'existe pas. Ce que je viens de te démontrer te permettra de mieux te connaître, de t'observer afin d'évoluer vers un mieux être. Ce qui est bon pour toi, ton corps le sait. Tu es assise devant ton ordinateur et tout à coup te vient une envie de fruit, c'est ton corps qui t'indique son besoin.

Il connaît les six éléments nutritifs, l'eau, les protéines, les vitamines, les glucides, les lipides et les minéraux ?

Oui. Il te suggérera de consommer un aliment qui contient l'élément qui lui manque sur le moment, le glucose de la pomme par exemple.

Merveilleuse machine que le corps, je me répète.

Et pourtant, l'être humain est en train de l'empoisonner avec le sucre blanc le riz blanc la farine blanche le pain blanc la caféine le sel le tabac les graisses l'alcool.

Que dis-tu d'un repas sur le pouce, tu vois style hamburger, mayonnaise, pain blanc, boisson sucrée ? Ce que la jeunesse prise le plus ?

On disait que la cause la plus grande de mortalité, dans les pays dits civilisés, c'était la fourchette. On ne peut plus le dire puisque ça se mange avec les doigts !

Tant de besoin de sucreries, y aurait-il un manque de douceur ?

Trouvé, le manque d'affection, de communication, d'amour même est comblé par la douceur dans la nourriture.

Certains mangent plutôt salé, pourquoi ?

Ils pourraient avoir la critique facile.

Et ceux qui rajoutent du poivre sur tout ?

Leur vie manquerait-elle de piquant ?

On peut utiliser la nourriture pour se connaître dans notre fort intérieur, c'est magique.

Je dirais même que c'est divin.

Tu es bien placée pour aborder un sujet qui te concerne tout particulièrement, c'est le baiser.

Surprenante coutume, tous les peuples ne la pratiquent pas et certains pourraient même trouver cela inconvenant.

Je trouve la coutume bien agréable. Un baiser d'amoureux, une telle intimité, le chemin vers la communion des corps.

La manière de donner un baiser, de prendre un baiser ou de recevoir un baiser en dit long sur la personne, l'effleurement des lèvres, la pression plus prononcée, plus ou moins mouillée, la quasi-invasion de la place.

Il y a aussi les baisers amicaux sur les joues, ceux qui sont un signe de respect, ou de trahison comme Judas fit à Jésus.

Pour toute chose, il y a l'autre côté de la médaille, le défaut de la qualité.

D'accord, mais quelle explication tu donnes pour une personne qui naît avec une [bouche de lièvre] ?

La première et importante information est de préciser que les parents ne sont pas responsables. Cette malformation de naissance est là pour apprendre l'amour inconditionnel, autant pour la personne ayant cette bouche de lièvre que pour ses proches.

Dans ce siècle où l'accent est mis tellement plus au niveau du physique, je comprends que ce soit un coup dur pour les parents.

Le bébé est là pour aider son entourage à voir l'être extraordinaire qui se cache derrière cette malformation. D'ailleurs lorsqu'un être naît avec un handicap que ce soit d'ordre physique ou de tout autre ordre, il est là pour permettre aux individus qui l'entourent d'apprendre à chercher plus loin que ce qui se voit au premier abord, le cœur de l'individu.

Et que dis-tu d'une personne qui se mord l'intérieur de la bouche ?

Elle doit sérieusement se retenir de parler, ronger son frein comme on dit.

L'aphte est une affection très désagréable, dans quelle circonstance en fabriques-tu ?

L'aphte fait irruption lorsque la personne réagit trop vite à son entourage et se ferme au lieu d'exprimer son besoin ou ce qu'elle ressent.

Cela me rappelle le problème d'une femme de ma famille. Quelques jours avant chaque événement public où elle devait se trouver en compagnie de beaucoup de monde, elle attrapait un bouton sur la lèvre.

Cela aurait pu avoir un rapport avec la parole la nourriture le sourire ou le fait d'embrasser…

Précisément. Avant une manifestation les activités ne manquaient pas.

Durant quelques jours à cause d'une surcharge de travail, elle mettait de côté les baisers les câlins. Elle prenait son travail très à cœur et laissait les bisous pour plus tard.

Son corps lui a indiqué par ce bouton sur la lèvre que sa manière de voir les choses n'était pas bonne pour elle. Malgré un surplus de travail son être intérieur manifestait un besoin d'affection tout aussi important que la satisfaction de la tâche accomplie.

D'ailleurs le corps parle si bien que depuis qu'elle a pris conscience de cela, elle laisse se manifester son désir de bien travailler et son désir d'embrasser. Et comme il n'y a plus de raison, il n'y a plus de bouton.

Les messages sont parfois bien cachés ?

Ce ne sont pas les douze travaux d'Hercule que de recevoir les malaises et maladies comme une source d'informations, un moyen d'évolution. L'être humain aurait intérêt à ne plus les prendre comme des malédictions !

L'homme voudrait se croire éternel. Il se voit comme une machine qui est censée fonctionner sans problème. Le corps est une sorte de moyen de locomotion pour l'âme. Inéluctablement, au point où en sont les choses, nous allons tous finir par laisser ce corps physique.

La mort, sans croire qu'il existe quelque chose ailleurs, quelque chose après, je comprends que cela soit une source de soucis, voire de colère... Dis-moi la bouche, pourquoi certaines de tes sœurs ont si mauvaise haleine ?

Réfléchis, quel est le résultat d'une mauvaise odeur ? Cela éloigne les gens. La personne pourrait bien en accuser une autre d'être ignoble, écœurante au point d'en donner envie de vomir.

C'est inconscient tout cela ?

Certainement, mais cela devrait donner la puce à l'oreille. Ce n'est pas parce que nous acceptons quelqu'un que nous lui donnons raison ou que nous sommes d'accord avec lui. Accepter veut dire constater, observer, tout en ayant de la compassion pour l'autre. Sans la compassion, il reste du rejet qui peut se manifester par une odeur qui fait fuir.

Se peut-il que cela concerne la personne elle-même ? Elle se rejetterait ?

Sa peur des manifestations de la vie et de la terre, de son côté animal, doit être grande. La vie c'est aussi la mort, les excréments, la pourriture. Ces derniers peuvent lui être insupportables parce qu'elle y place des notions de valeur. Les plus belles fleurs et les plus beaux légumes poussent sur du fumier ou du compost. La vie se nourrit de la mort. Ce n'est pas une fin à la vie mais une transition vers la suite de la vie.

Que peut-on dire d'autre de toi ?

Je suis la partie supérieure du système digestif. En cas de malaises, pose-toi des questions. As-tu de la peine à avaler une nouvelle idée ? As-tu de la peine à digérer une situation une personne ? Comme toujours, il faut transposer au plan émotionnel ou au plan mental.

Changeons de sujet, tu me sers à mastiquer les aliments. Dis-moi pourquoi certains êtres renoncent à manger de la viande ? Moi j'aime beaucoup cela ?

C'est une philosophie intéressante, ne pas manger de viande, ne pas dévorer d'êtres qui ont été vivants. Quand tu mords dans une tranche de viande, sers-toi de cela pour te demander qui tu aurais envie de mordre, quelle colère tu refoules peut-être par rapport à quelle situation ?

J'aime la viande et je me refuse de penser cela ?

Les animaux que tu manges ont été élevés souvent de manière peu humaine, entassés les uns sur les autres, engraissés rapidement pour que le morceau qui se trouve dans ton assiette coûte le moins cher possible, loi du marché oblige.

Je ne suis pas responsable de cela.

C'est toi la fin de la chaîne, tu es responsable. On dit aussi que les animaux sentent qu'ils vont passer à l'abattoir. La peur qu'ils ressentent juste avant d'être abattus, tu en manges un peu ?

Vu sous cet angle... Je vais y réfléchir. Vivre dans le respect des humains, mais aussi des animaux, des végétaux, des minéraux, de la terre. Après avoir pris conscience de ces choses, je ne pourrai plus faire semblant de ne pas le savoir ...

♥

Conversation avec ma gorge

J'ai une [boule dans la gorge], mais oui une boule. J'ai beau essayer d'avaler, de respirer plus profondément, rien à faire, la boule reste.

Tu peux réfléchir un moment à ce que tu fais passer par moi ?

Et bien, l'air, la nourriture et la boisson.

Effectivement, mais il y a encore quelque chose, quelque chose de très important qui se crée au niveau de la gorge et qui permet de communiquer ?

Les mots, les phrases.

Oui, les idées viennent de ton ventre, de ton plexus. La formulation vient de ton mental, avec lequel tu as appris à t'exprimer, et l'instrument pour sortir des sons, pour communiquer, c'est la parole.

Quel rapport avec la boule ?

La boule peut être le résultat d'un dysfonctionnement aussi bien au niveau de l'air qui circule, de la nourriture ou de la boisson qui passe que des phrases qui sortent.

Je vois que le passage est primordial et qu'il peut être utilisé de la tête vers le bas, mais aussi monter, comme la parole.

Je me souviens de la gorge d'Adam, et du morceau de pomme qui lui est resté en travers, que l'on peut encore voir sur ces descendants, la pomme d'Adam.

C'était l'arbre de la science du bien et du mal. Dieu lui avait pourtant dit de ne pas y toucher et il porte aujourd'hui encore la marque de sa désobéissance.

C'est une manière de voir, laissons cela. Maintenant que j'ai la chance de communiquer avec toi, c'est ma spécialité, communiquer, j'ai quelques réclamations. Quand tu dis, j'ai la [gorge serrée], que suis-je supposée comprendre.

C'est ce que je ressens, à certains moments d'émotions ou de difficultés, l'impression de ne pas savoir que dire, ne pas arriver à parler.

[Serrer la gorge] et tu t'étonnes après que je te renvoie une boule ? Veux-tu me dire pourquoi tant d'hommes se serre la gorge avec une cravate ou un nœud ? C'est très inconfortable. Heureusement que tu es une femme, de ce côté là tu as moins de contraintes, seulement de ce côté là.

Je pense à l'expression le [couteau sous la gorge], tu ne dois pas trouver cela confortable.

La violence, encore la violence, a quoi peut bien servir un couteau, à couper. *L'expression engendre une réaction de violence, est-ce utile ?*

Non. Plus de violence. Et que fais-tu de [faire des gorges chaudes] ?

Associer la chaleur à la malveillance, ça me met dans une situation délicate parce que la chaleur pour moi, c'est une bonne chose mais la malveillance ? Je préfère quand tu [ris à gorge déployée] parce que là tu te fais du bien.

J'aime aussi [rire de bon cœur].

Il y a autre chose, des croyances que tu as achetées et qui ne sont pas bonnes pour toi. Chaque fois tu répètes [si je me tiens à côté d'une fenêtre ouverte, j'attrape mal à la gorge] de mon côté je fais mon possible, mais tu y crois si fort que finalement j'obtempère et pour que tu aies raison, je t'envoie un mal de gorge.

Mais j'ai toujours entendu dire cela.

Les dictons devraient être comme les aliments, ils devraient avoir une date limite de validité.

C'est bizarre, la gorge, depuis que j'écris ce chapitre, j'ai un [nœud au fond de la gorge] et j'ai attrapé une toux irritante et très désagréable. Dis-moi...

C'est grippé ? Irrité ? Qu'y a-t-il en ce moment qui coince ?

Dans plusieurs domaines qui ont un lien avec toi il y a problème. D'abord, j'ai une opinion à exprimer à un groupe de personnes. Mais je préfère pour l'instant prendre du recul.

Et c'est quoi prendre du recul ?

J'ai quasiment coupé les ponts, je ne réponds pas au téléphone quand il s'agit d'une de ces personnes, je lis puis supprime les courriers électroniques. Je me dis que j'ai besoin de réfléchir.

Réfléchir à quoi ? Qu'est-ce qui reste coincé au fond de toi ? De quoi as-tu peur ?

Peur, mais non, tu te trompes. Je ne veux pas dire les choses d'une manière blessante, alors j'attends.

Tu attends quoi ? Et pourquoi as-tu peur de blesser ? Tu veux être toi-même et la seule manière c'est de dire ce que tu penses.

Et si elles se mettent en colère ? Je déteste la colère, elle m'a toujours effrayée, alors j'attends.

Ce n'est pas bon pour toi. Dire ce que tu penses, être authentique est bien plus important que de se cacher derrière une pseudo bonne intention de ménager l'autre. Tu as surtout terriblement peur de la colère ?

C'est vrai, je voudrais que tout se passe toujours dans le calme et l'harmonie.

Ce n'est pas possible. Quand des personnes sont en désaccord, avec plus ou moins d'intensité, il arrive que le ton monte. Ce n'est pas la peine d'en faire une affaire d'état. Une fois les avis exprimés de part et d'autre, le ton ne peut que redescendre.

Il me semble qu'il y a quelque chose de plus profond en moi. Si je ne suis pas d'accord, l'autre va moins m'aimer. Ça me rappelle une histoire de mon enfance, tu te souviens ? J'avais trop parlé...

Vas-y raconte.

Je travaillais aux champs, je n'aimais pas vraiment cela. Je trouvais surtout injuste de devoir tirer un râteau qui me semblait peser une tonne alors que mon père se tenait sur le tracteur. J'ai dit à mon frère quelque chose comme [Ce flemmard il reste tout le jour sur le tracteur et nous on fait tout le boulot dur].

Aïe ! Oui je m'en souviens, mais continue.

D'abord ce rapporteur est allé le redire à ma mère. Ensuite ma mère l'a redit à mon père. Le soir au souper, mon père comme il savait si bien le faire, remerciait félicitait pour le bon travail. [Pas si bonne que cela, ta fille elle t'a traité de flemmard] a dit ma mère. Seigneur la honte que j'ai ressentie. Si j'avais su comment devenir invisible je l'aurais fait. Quelle déception aussi. D'abord trahie par mon frère puis par ma mère. J'ai tellement regretté d'avoir dit cela.

Et tu as décidé quoi à ce moment-là ?

Qu'il fallait toujours faire très attention à ce qu'on disait parce que cela pouvait avoir des conséquences désastreuses.

Mais tu pensais vraiment ce que tu as dit ?

Oui, je trouvais injuste.

Alors, ce qui t'a le plus fait mal c'est le fait que ton père le sache ?

Oui. Je voulais tellement lui plaire, être sa petite fille sage la plus travailleuse la plus belle la plus gentille, j'étais celle des superlatifs...

Mais à quel prix ? Tu n'étais pas authentique, tu trichais pour être aimée ?

Tu es dure avec moi ?

Je veux ton bien. Tu vois, tu as ramené cette histoire vieille de 40 ans à aujourd'hui et tu te comportes la même chose.

Je suis dans une terrible ambiguïté, d'un côté j'ai envie de dire ce que je pense et de l'autre je ne veux pas déplaire ou susciter la colère des autres.

D'abord, comment peux-tu être sûre que la colère sera de la partie ?

Effectivement.

Trouve-moi une seule raison valable pour ne pas dire ce que tu penses, à part tes peurs, peur de déplaire, peur de la colère, peur de ne pas être appréciée, voire peur de ne pas être aimée ?

Il faut du courage.

Je sais que tu en as en réserve, alors ?

J'ai peur.

Si tu commençais par dire que tu as peur à tes interlocuteurs !

Me mettre à nu devant les autres, tu rigoles ?

J'en ai l'air ? Je t'assure que ce sera bien plus facile si tu étais vraie. Tu as peur. N'en faisons pas un fromage. Mets-toi à la place des autres, quelqu'un qui avoue sa peur c'est courageux c'est faire preuve d'une grande franchise.

Oui, j'aimerais assez que quelqu'un vienne vers moi et commence par me dire qu'il a peur. Je ne pourrais que trouver cela aimable, engageant.

Alors, tu as compris le message ?

Être authentique, être vraie en toute circonstance. Ouvrir la bouche pour laisser passer une pensée profonde. Ne pas se taire lorsque quelque chose veut monter du cœur. Exprimer ses sentiments.

Je vois que tu es bonne élève.

Exprimer aussi quand cela peut provoquer controverse désaccord ou colère.

Qui va exprimer ton essence, ce qu'il y a au fond de ton âme, si ce n'est toi ? Dépasse tes peurs et sois authentique.

Mais j'y pense, depuis enfant j'ai toujours eu des maux de gorge à répétition.

A l'arrivée dans la vie, j'ai déjà été serrée, je suis une partie fragile parce que précieuse.

Je ne me souviens pas de ce passage. Par contre, un souvenir me revient. J'ai rencontré un homme, un ange plutôt. Très vite il s'est inquiété du fait que je me raclais souvent la gorge.

Oui, cet homme t'aimait d'un amour sincère, il voulait ton bien. Il avait compris qu'à se racler ainsi la gorge, il devait y avoir quelque chose de pris.

Il m'a donné confiance en moi. D'ailleurs après quelques mois de fréquentation, mon petit problème de gorge avait disparu.

Pourquoi ? Réfléchis ?

Il m'aimait. Je savais qu'il m'aimait sincèrement. Il m'a aidée à m'exprimer, il m'y a poussée souvent. Il me donnait un si bel exemple. Même dans les situations difficiles, il était toujours lui-même. En quelque sorte, il était le contraire de moi.

Je reviens à ma question, pourquoi ton mal a disparu à ce moment-là ?

Je vois. Il me donnait ce que je ne me donnais pas, l'amour de moi-même.

Nous-y voilà. Aime-toi ! L'amour des autres de l'homme de la famille des amis ce sera comme une cerise sur le gâteau.

C'est plus facile à dire qu'à faire.

Qui a dit que ce devait être facile. Ne sommes-nous pas là pour évoluer ? Se dépasser ? Devenir libres, autonomes ?

Oui, j'adhère à ton idée.

Autre chose. Il passe par moi les mots, les idées, mais aussi l'air. Comment aspires-tu la vie ?

Je suis plutôt d'un naturel optimiste.

Balivernes ! Comment respires-tu ? A moitié. Combien de fois par jour prends-tu la peine de respirer vraiment, une bonne bouffée. Combien de fois par jour dis-tu merci à l'univers d'être là, d'avoir tout l'air que tu veux bien respirer.

L'air, c'est normal, sinon je meurs.

J'ai l'impression quelquefois que tu en prends juste ce qu'il faut pour ne pas mourir. Pourquoi ne pas aspirer à pleins poumons, avec un grand sourire au ciel, et jouir de chaque jour qui passe, comme si c'était le dernier.

Carpe Diem, Horace le disait il y a bien longtemps. Mais que faire des contrariétés, des problèmes, des événements qui ne vont pas dans le sens qui me convient.

C'est vrai tout cela existe. Qu'est-ce qui t'empêche d'aspirer à la vie quand même. C'est peut-être simplement une mauvaise habitude de se laisser aller à la mélancolie.

Parfois, je suis fatiguée de lutter.

Qui te dit qu'il faut lutter, il vaut peut-être mieux prendre les choses comme elles viennent. Les sages chinois disent [Si tu perds, ne perd pas la leçon].

Ce serait une habitude la mélancolie ?

Oui et changer une habitude, nous en avons déjà parlé avec la tête, ce n'est pas facile. Tu peux le prendre comme un objectif [Depuis aujourd'hui j'aspire à la vie. Chaque matin durant un quart d'heure je respire. J'inspire le positif. J'inspire l'amour. J'inspire le pardon aux autres et à moi-même. J'inspire la compassion. J'expire le négatif. J'expire les soucis. J'expire la rancune. *J'expire le désir de haine ou de vengeance].*

Joli programme.

Commence tout de suite. Il te faudra de la discipline et de la persévérance, mais tu peux y arriver et ce sera tout bénéfice pour moi.

Nous n'avons pas encore abordé le sujet de la nourriture et de la boisson ?

Grand sujet c'est bien pour cela que c'est toi qui l'aborde. Tu fais passer bien des aliments et là nous sommes plusieurs à être concernés. Manges-tu quand tu as faim ? Bois-tu quand tu as soif ?

Oui mais, la gourmandise. J'aime manger et il m'arrive de le faire par envie ou par habitude. J'aime aussi boire de l'eau du vin.

Et tu avales de travers parfois ?

Tu me fais des surprises, une gorgée de bon vin qui passe [par le trou du dimanche] et tout mon corps est en ébullition. Pourquoi ?

Ce n'est pas le fait de boire du vin. C'est la pensée qui accompagne ce geste. La tête me les transmet ces pensées [Tu bois trop], [Tu manges trop], [Attention tu vas grossir], [Tu es déjà assez grosse], [Tu vas devenir alcoolique] etc.

Tu as une solution ?

Prends conscience de ce que tu fais. Mange ce dont ton corps a besoin quand il réclame de la nourriture. Si tu te laisses aller à la gourmandise, fais-le en connaissance de cause avec parcimonie. Ne t'accuse pas. Quand tu prends plaisir à t'enivrer un peu, ne t'accuse pas non plus. Vois jusqu'où c'est bon pour toi et diminue si c'est nécessaire. Mais surtout, sois douce avec toi-même.

Merci la gorge. En ce qui concerne la nourriture et la boisson, nous y reviendrons avec l'estomac, sans aucun doute.

♥

Conversation avec mes bras

C'est tellement réconfortant quand l'homme que j'aime me prend dans ses bras.

Tu aimes n'est-ce pas ? Mais toi, tu prends souvent dans tes bras les gens que tu aimes ?

Pas autant que je le voudrais. J'ai souvent envie de le faire parce que j'aime cette proximité, cette chaleur qui fait tant de bien. Seulement, prendre dans les bras, sans toucher le corps de l'autre, cela me paraît difficile. J'aime toucher le corps de l'autre, mais cela me met mal à l'aise. Je ressens une réaction de mon corps, quelque chose de physique, de sexuel même.

Pour un membre de ta famille ?

Non, pour les autres personnes. Je ressens une émotion, un léger trouble qui ressemble un peu à l'émoi la gêne ressentie lors des premières approches amoureuses.

Ne mélange pas les choses.

Avec ma tête, je sais faire la part des choses, il en reste quand même un trouble, agréable trouble d'ailleurs.

Accepte-le comme tel, tu sais bien que tu as une sensibilité à fleur de peau.

D'accord. Plutôt que de [rester les bras croisés], je vais être encore plus adepte de l'embrassade, de l'accolade, puisque cela me fait plaisir.

Oui, accueille [à bras ouverts], sans arrières pensées, et accepte cette sensation de communion avec l'autre comme elle vient, laisse déborder ton cœur d'amour, reçois-en les bienfaits, simplement, laisse ton cœur parler et ta tête au vestiaire, pour une fois.

Vous plaisantez, j'espère ?

Demande à ton mental de te laisser apprécier l'instant, sans envoyer les [Que va-t-il penser ?], [Elle va croire que je suis homosexuelle !], [Il va sentir mon émotion et penser que je le cherche], etc. etc. Nous sommes le prolongement du cœur, nous sommes là pour démontrer l'amour.

J'adore [donner le bras], la proximité de côté !

Fais attention à tes expressions, donner c'est donner. Tu ne veux tout de même pas te séparer d'un de nous ? Tu dis aussi parfois que [les bras t'en tombent]. Comment sommes-nous sensés réagir ?

Vous tombez le long du corps, vous démontrez ainsi de l'impuissance.

Tu ne veux pas te séparer de nous Dieu soit loué ! Fais quand même attention aux expressions que tu utilises. Quand tu dis d'un air défait [cela va me rester sur les bras]. Ça semble lourd, très lourd et nous ne sommes pas faits pour soulever des poids inutiles, mais pour être utiles à ton bonheur.

Et quand je fais un [bras d'honneur] ?

Nous utiliser comme symbole phallique en direction d'une autre personne, pas très glorieux pour nous non plus.

Vous préférez [Avoir le bras long] ? Avoir de l'influence sur le reste du monde ?

Nenni. Si chacun s'occupait de ses affaires, sans vouloir toujours influencer les autres, sans vouloir aller plus vite, plus loin, s'il n'y avait pas cette fameuse compétition, mais que chacun faisait son œuvre, dans son environnement, [the right man, the right place], [la bonne personne à la bonne place], la vie des hommes serait plus belle.

Vu sous cet angle, c'est fort possible. Rien n'est parfait, mais rien n'est immuable. A propos, quel est le problème d'une personne qui se casse les bras, plusieurs fois.

Tu penses à quelqu'un en particulier ?

Oui, un membre de ma famille. C'était l'automne et nous nous promenions dans le verger. Il restait quelques pruneaux sur l'arbre. Nous avons grimpé pour les prendre. En redescendant, il s'est cassé le bras.

Il est difficile de trouver la raison pour les autres. Peut-être avait-il peur de grimper ?

Je l'ignore, mais quelques temps plus tard, alors que nous jouions sur un réservoir d'eau, avec une amie du voisinage, de nouveau, il devait sauter, redescendre et il n'osait pas.

Et ton amie l'a poussé et il s'est cassé le bras !

Oui. Et ce n'est pas terminé, en retournant à l'école, au début de l'hiver, à la récréation, il se fait une glissade, derrière l'école, tombe et se casse de nouveau un bras.

De quel côté cette fois-ci ?

De l'autre côté. En peu de temps, il s'est cassé les deux bras.

Nous avons un lien avec le faire. Qu'allait-il faire de sa vie ?

Mes parents étaient paysans. J'ai le sentiment qu'il ne voulait pas vraiment prendre la succession de mon père mais qu'il n'osait pas le lui dire.

Nous sommes les vecteurs de l'action. Nous permettons de passer de l'idée, du mental, au concret, à l'acte. La pression devait être forte pour ce jeune homme.

Mon père envisageait de lui passer le flambeau. Visiblement, lui ne voulait pas. Mais il n'osait pas le dire. Peur de le décevoir, peur de son autorité. Il restait un moyen, c'était de rendre cette situation impossible et avec une faiblesse au niveau des bras, impossible de faire ce métier.

Cela me paraît avoir du sens. Et ta mère dans tout cela.

Avec sa grande sensibilité, elle a du savoir que mon frère ne voulait pas reprendre les affaires, elle a ainsi été en désaccord avec son mari. Mon frère devait se sentir mal d'être la cause du désaccord de ses parents.

Il l'a montré avec des fractures, aussi bien à droite qu'à gauche. De cette manière, plus question de continuer à faire le paysan, il avait une bonne raison de faire autre chose.

Finalement, le rôle du premier fils n'était pas aussi enviable que je l'imaginais.

Tu n'as pas eu ce genre de difficultés, tu en as eu d'autres. Les tensions au niveau des bras sont la manifestation d'une difficulté à agir. Les mémoires ou blessures inconscientes d'un être par rapport à sa capacité à agir vont se manifester par des douleurs qui peuvent aller jusqu'à la fracture lorsque le souvenir qui apparaît est trop fort ou bouleverse trop la structure, le squelette, les croyances, les choix de vie de la personne.

J'ai eu moi aussi des difficultés à accepter ce qui arrivait au niveau professionnel, cela ne s'est pas porté sur les bras ?

Agir n'est pas une difficulté pour toi. Ce serait plutôt le contraire. Tu agis à tort et à travers sans vraiment mesurer les conséquences de tes actions à long terme.

Et les douleurs au niveau de la nuque que je ressens depuis si longtemps ?

Cela exprime ta difficulté à faire passer les idées dans le réel. Tu agis beaucoup, dans de nombreux domaines. Mais pour l'essentiel, ce à quoi tu tiens, tu retiens. Et le pire, c'est que la seule raison pour laquelle ça bloque, est que tu te sens incapable d'y arriver.

C'est mon corps qui me dit cela et il ne peut pas se tromper ?

Nous sommes reliées les unes aux autres, les parties de ton corps. Nous savons ce qui est bon pour toi. C'est pourquoi, lorsque tu agis contre ton bien, nous t'envoyons des messages sous forme de tensions, de douleurs. Si tu ne comprends toujours pas après cela, la situation devient intenable et la seule issue, c'est un problème suffisamment handicapant pour que tu sois obligée de t'arrêter et, nous l'espérons, de réfléchir aux causes de ton problème.

Il peut y avoir de très nombreuses causes, si je comprends bien ?

Pose-toi la première question [La douleur t'empêche de faire quoi ?]
Écoute la première réponse qui te vient à l'esprit.

Mes douleurs à la nuque, accompagnées de lourdeurs dans le bras, je les ressens chaque fois que je suis devant mon ordinateur. Ça veut dire quoi ? Cela m'empêche d'écrire confortablement. J'écris sous stress, sous pression, alors que j'adore cela. Je devrais pouvoir écrire avec plaisir, sans aucun malaise.

C'est ce que ton être intérieur veut, mais tu te l'interdis. Il y a une manière de penser qui t'empêche d'écrire dans l'insouciance.

Et laquelle s'il vous plaît ?

La deuxième question est [Qu'est-ce qui pourrait t'arriver de désagréable si tu écrivais avec plaisir, dans l'insouciance].

Rien, évidemment.

Alors pourquoi ne le fais-tu pas ? La première réponse qui vient à l'esprit est toujours la même. Réfléchis un peu, si vraiment tu n'avais peur de rien, tu écrirais vraiment dans la décontraction.

Oui. Que pourrait-il m'arriver de désagréable si j'écrivais avec plaisir ? Difficile de répondre.

Tu peux empirer la situation. Que peut-il arriver de désagréable à quelqu'un qui travaille avec plaisir, sans se soucier de rien ?

Oui, là je me souviens d'une situation professionnelle où durant un an, je ne me suis souciée de rien et je n'ai pas vu venir un événement qui m'a beaucoup perturbée. J'avais confiance et tout se passait bien autour de moi. Je n'ai pas vu venir la fin prochaine du produit avec lequel je travaillais. Je n'ai pas vu venir mon déplacement à un autre poste.

Ce n'était pourtant pas la fin du monde ce déplacement ? Pourquoi as-tu si mal accepté ? Tu n'as pas accepté du tout ce qui est arrivé ?

Non. J'ai pris un nouveau poste à contre-cœur.

Et aujourd'hui, tu peux voir d'où venait le mal ? Tu avais le choix. Tu aurais pu tenter de garder ton poste, tu aurais pu accepter le nouveau avec plaisir. Non, toi tu as [baissé les bras], tu as pris le nouveau poste sans le vouloir vraiment. Tu t'es mise dans une situation où d'un côté comme de l'autre, tu étais mal assise.

C'est vrai. L'origine de mes douleurs à la nuque, là où se trouve le lien avec les bras serait là ?

C'est une des raisons, une couche des couches sur la blessure. Continuons. Reprenons la question [Que peut-il arriver de désagréable à quelqu'un qui travaille avec plaisir, décontracté] ?

Il peut se faire gruger, on pourrait lui faire un enfant dans le dos !

Et au niveau de l'être ? Comment qualifierais-tu cette personne ?

Elle est insouciante, trop confiante, candide, naïve, idiote, stupide !

Comme tu y vas ! Tu vois le lien que tu as fait ?

Lorsque je travaille avec plaisir, je vais me faire avoir.

Et maintenant, quelques années après, veux-tu toujours traîner derrière toi cette croyance ? Crois-tu que chaque fois que tu auras du plaisir en travaillant, tu te feras avoir ?

Cela me paraît peut probable ?

Bien. Dorénavant, chaque fois que tu sentiras encore une tension au niveau des bras lorsque tu écris, pense à cela [Ce n'est pas parce que j'ai du plaisir à travailler que je vais me faire avoir]. Tu vois maintenant l'utilité de la douleur ? Et si tu as vraiment pris conscience de ta croyance, dans ton cœur, si tu as les larmes au bord des yeux parce que tu comprends la petite fille blessée, si tu es d'accord de la ramener ici et maintenant, nous n'aurons plus de raison de t'envoyer des tensions…

J'ai saisi. Merci. Dans le fond, c'est bien pratique, à condition d'avoir trouvé la raison et il me semble que ce n'est pas si simple.

En effet, parfois ce n'est pas encore le moment. La personne peut l'avoir devant le nez, gros comme une maison, mais ne pas être encore en mesure de prendre la leçon. Il arrive à l'être humain ce qu'il est capable de prendre. Souviens-toi de ceci, la question n'est pas de savoir si l'acte, ici écrire, est bon pour la personne, la question est de regarder la manière de penser de la personne par rapport à l'acte posé.

Comme cette coiffeuse qui avait régulièrement des douleurs si vives qu'elle devait arrêter deux ou trois jours de travailler. Elle était à son compte et pouvait coiffer autant qu'elle voulait. Mais quelque chose l'en empêchait.

Question une, [La douleur empêchait quoi dans sa vie ?] Coiffer. Donc elle voulait coiffer, elle aimait son métier mais était contrainte d'arrêter.

Question deux, [Que pouvait-il lui arriver de désagréable si elle coiffait, encore et encore].

A première vue, rien, bien sûr. Là, il y a une autre question car la croyance peut aussi venir de l'enfance. Que pouvait-il arriver de désagréable à quelqu'un qui est à son compte et qui travaille plus que la normale ?

La réponse de la coiffeuse était [Il n'a plus de vie privée, il délaisse sa famille, il est obligé de toujours dire oui]. Elle avait souffert de l'absence de son père, indépendant, qui ne savait pas dire non et qui travaillait quinze heures par jour.

La croyance de la coiffeuse était [Si je travaille plus que la normale, je vais me faire manger par mes clientes et ne plus avoir un moment à moi]. Et la question suivante était [Es-tu sûre, gentille coiffeuse, que si tu coiffes dix heures par jour ou même plus, toi qui n'as pour l'instant ni mari ni enfant, tu vas obligatoirement devenir esclave de tes clientes ?]. La réponse était [Non, je peux coiffer autant que je veux, je peux dire non si je veux].

Si j'ai bien compris, il s'agit d'embrasser la situation avec cœur, toute croyance néfaste pour la personne peut provoquer des tensions, des douleurs, voire des fractures ?

Les croyances ont leur origine dans la tête, le mental, la manière de penser. Leur effet négatif se manifeste ensuite au niveau émotionnel, mal être, frustration, inconfort. Finalement, ces signaux n'ayant servi à rien, c'est dans le physique qu'un problème surgit. Là, il est vraiment temps de comprendre, de conscientiser.

♥

Conversation avec mes mains

Je me suis encore blessée aux mains. Pourquoi je me brûle, je me griffe, je me fais des hématomes sans cesse aux mains ?

C'est le moment que tu t'en inquiètes, depuis le temps que nous tentions de te faire réagir avec ces petits bobos... remarque, nous avons été plutôt regardantes, parce que nous savons que tu nous aimes, malgré que tu nous utilises bizarrement quelquefois...

Bien-sûr je vous aime, je vous trouve belles, je vous mets de la crème quand il fait froid et que vous souffrez de rougeurs, je vous regarde avec amour en sachant combien vous m'êtes utiles. Vous êtes deux instruments qui savent faire tant de choses. Mais pourquoi dites-vous que je vous utilise bizarrement ?

Chaque fois que tu as un petit bobo, as-tu déjà essayé de te demander pourquoi cela arrivait ?

Mais c'est parce que je suis maladroite, enfin gauche, enfin je ne sais pas comment le dire avec vous...

Avec la force de l'habitude, nous avons quand même notre part d'autonomie. Ainsi, quand nous avons tout à coup une blessure, pose-toi la question de savoir ce que tu faisais à ce moment-là, mais surtout, à quoi tu pensais, de quoi tu étais en train de t'accuser.

La dernière fois que cela est arrivé, j'arrosais un rôti dans le four de la cuisine, et en ressortant ma main droite, j'ai touché le bord du four et cela m'a brûlée. A quoi je pensais, comment voulez-vous que je m'en souvienne ?

C'est immédiatement qu'il faut se poser la question, après c'est trop tard. Voyons, nous pouvons peut-être te donner un coup de main ! Tu cuisinais dis tu, tu pouvais te répéter comme par habitude [Chaque fois que j'utilise le four, je me brûle !]. Ou alors [Je ne suis pas très douée pour utiliser le four !] ou encore [Maman sait mieux que moi faire un rôti, ou un gigot] ou encore [Je suis maladroite avec le four].

Oui, cela m'est arrivé. Et c'est pour cela que vous m'envoyer de cuisants messages ?

Ce n'est pas une bonne chose pour toi de te dévaloriser sans cesse, ou de te comparer avec une autre personne qui sait mieux faire ceci ou cela. Tu ne peux pas être heureuse avec cela. Si tu te juges supérieure, une poussée d'orgueil te monte à la tête et si tu te sens inférieure, tu te flagelles inutilement. Crois-tu vraiment que tu pourrais faire avec nous toutes les choses que tu fais à la perfection. Voyons, réfléchis un peu, c'est impossible. Pourquoi ne pas simplement te dire [je fais de mon mieux].

Cela a beaucoup de sens, merci.

Te souviens-tu qu'un jour, quand tu étais enfant, moi la main gauche, j'ai été complètement brûlée sur la partie supérieure par de l'huile d'une poêle à frire ?

Oui, je m'en souviens, cela a été très douloureux, il faisait froid dehors et je tournais en rond dans le jardin parce que l'air froid me faisait du bien.

Peux-tu te souvenir du contexte ?

Oui, j'avais fait cuire pour toute la tablée, une dizaine de personnes, des œufs au plat et j'étais très fière. Lorsque j'ai fini par cuire les miens, mon père a voulu m'aider. Il a pris la poêle dans ses mains. J'ai tendu mon assiette. Il a penché la poêle. Les œufs sont restés un petit instant sur le haut et l'huile dans le creux. Puis les œufs en glissant, ont fait jaillir l'huile hors du récipient sur ma main gauche. Ce n'est pas moi...

La main gauche est celle qui reçoit, alors que la main droite est celle qui donne. Ne voulais-tu pas recevoir ? Quel était ton état d'esprit à ce moment-là ?

J'étais furieuse qu'il me prenne la poêle des mains. J'avais réussi à le faire pour tous les autres, pourquoi m'aider quand j'avais fini ?

Cela partait certainement d'un bon sentiment, mais toi, tu as pris cela de travers et tu t'es punie toi-même, enfin, les événements...

Je n'y étais pour rien. C'est mon père, c'est l'huile, ce sont les œufs, mais en tous cas pas moi !

Mais non, cela ne fonctionne pas ainsi. L'environnement est comme un instrument, présent uniquement pour te montrer que ta manière de penser n'est pas bonne pour toi.

Immédiate, la leçon ? Recevoir avec amour ou bien refuser. La colère retenue ressort fatalement.

Ne vois-tu pas à quel point c'est merveilleux de recevoir sans cesse des messages indiquant ce qui est bon pour toi ?

Vu sous cet angle, oui.

Nous profitons de ton attention, tu utilises des expressions qui nous effrayent, par exemple [J'en mets ma main au feu]. Non, nous ne voulons pas être mises au feu.

C'est une expression qui veut dire que je suis certaine de ce que j'avance.

Évite, s'il te plaît. Par contre, dans [Elle a la main sur le cœur], nous supposons qu'il y a une qualité. Notre partenaire le cœur est un allié puissant, généreux, aimant.

Et que pensez-vous de [Quand on donne la main, on se fait prendre le bras], autrement dit à être généreux, on risque de se faire abuser.

Sois généreuse, autant que tu veux ou que tu peux l'être, sans arrière-pensée du genre [Je l'invite au restaurant, j'espère bien que la prochaine fois c'est elle qui m'invitera], ce n'est pas de la vraie générosité c'est un échange et il serait bon de le dire à la personne. Et quand tu donnes tes vêtements aux pauvres, donnes-tu vraiment quelque chose qui te tient à cœur ou te débarrasses-tu de vêtements que tu ne porteras plus.

Je me débarrasse de mes vieilles affaires.

Les pauvres te font le don de recevoir ce que tu ne veux plus garder. La vraie générosité c'est quand tu donnes vingt francs à un sans abri, sans que personne ne te voit, et sans t'inquiéter de savoir s'il va les boire ou les fumer.

Je tiens à ce qu'il les utilise pour son bien !

Et pour qui te prends-tu pour prétendre savoir ce qui est bon pour lui. Chacun sa route, s'il veut boire de l'alcool ou fumer, ce n'est pas ton problème. Sois généreuse inconditionnellement, occupe-toi de tes affaires et non des siennes. Tu peux ne pas être d'accord avec sa manière d'agir ou ne pas comprendre, mais en aucun cas tu n'as le droit de choisir à sa place. Il récolte ce qu'il sème et toi aussi. Ainsi, si tu sèmes de la générosité, que crois-tu que tu récolteras ?

De la générosité, c'est beau.

Pour donner et recevoir, il faut être deux. Crois-tu savoir recevoir ?

Oui, j'aime beaucoup recevoir des cadeaux.

Nous nous souvenons de tes pensées, à plusieurs reprises, lorsque tu reçois [Cet objet ridicule, il a payé dix balles, mon dernier cadeau valait près de cent francs, il se moque de moi], et tu souris et dis merci...

C'est de la politesse.

Non, c'est un manque flagrant d'authenticité. Si tu n'en veux pas, dis-le. Ou accepte-le comme il est, en disant merci avec bon cœur et franchise, parce que chaque fois que tu reçois un présent, la personne a pensé à toi, s'est demandé ce qui pourrait te faire plaisir, est allée l'acheter, l'a fait emballer et te l'a envoyé ou apporté. Prends contact avec le plaisir de la personne de donner et sois un bon et authentique receveur.

Et si je n'aime vraiment pas ?

Dis-le, si la personne te le demande et cela arrive souvent. Sinon, il est préférable de ne rien dire. Il faut savoir prendre contact avec le plaisir de donner de l'autre.

D'accord, et je pourrai toujours offrir l'objet à quelqu'un d'autre si je n'aime pas.

A notre avis, oui. Si la personne donne vraiment, elle ne s'offusquera pas et te laissera le choix d'en faire ce que tu veux. Sinon, encore une fois, ce n'est pas ton problème.

Mais si je n'aime vraiment pas et qu'elle ne me demande rien ?

Dis poliment merci, sans plus. Ne fais pas de dithyrambes inutiles, au risque que cela ne recommence. Souviens-toi, ton amie Juliette et son habitude de t'offrir chaque fois un vase. Tu as une armoire remplie de vases. Nous te conseillons plutôt de dire ce que tu aimes, simplement placé dans la conversation.

Comment cela ?

Prends l'exemple des collectionneurs, ta fille Véronique collectionne les éléphants, quand quelqu'un veut lui faire un cadeau, c'est le début d'une idée... Lance une conversation du style [Quel est ton vin préféré ?], [Et bien moi, c'est le Château Margaux], ou encore [J'adore les écharpes en soie, qu'en pensez-vous ?] ou [J'aurais beaucoup de plaisir à recevoir un petit objet en or jaune, je suis en train de monter une breloque]. Quelques idées... quelqu'un n'a-t-il pas dit [Demandez et vous recevrez].

C'est Jésus, encore la religion...

Crois-nous, il avait beaucoup de bon sens.

Il m'arrive de me sentir obligée de donner, parce que la personne en face a déjà donné plusieurs fois et je n'aime pas cette impression d'être obligée...

Ne donne qu'avec cœur, sinon ne donne pas, c'est préférable. Si l'autre a plus de moyens que toi, accepte de recevoir davantage. Tu reçois de quelqu'un, tu donnes ailleurs, des objets, mais aussi du temps, de l'attention, de l'écoute. Quand tu veux faire un cadeau, demande à la personne ce qu'elle désire. Si tu souhaites être invitée parce que tu n'es pas en fonds sur le moment, dis-le. Libre à la personne en face d'accepter ou de refuser. C'est cela l'authenticité.

Venons-en à d'autres problèmes physiques. Qu'en est-il des personnes qui souffrent d'arthrose, de ces maladies déformantes ?

Nous connaissons des mains qui ont envoyé de nombreux messages légers et cela n'a servi à rien. Pour se faire entendre, elles se crispent, elles commencent à moins bien fonctionner. Elles grincent, elles se bloquent.

Que peuvent faire ces personnes ?

Prenons l'exemple d'une masseuse, pour qui les mains sont les instruments de travail. Lors d'un problèmes aux mains, elle peut se poser les questions suivantes [Comment je juge le travail que je fais ?], [Est-ce que j'aime toujours mon métier ?], [N'est-il pas temps de passer à autre chose ?], [Dans quel état d'esprit je travaille ?], [Est-ce que j'aime toucher le corps des gens ?].

Cela peut venir d'autre chose que le métier ?

Oui. Dans ce cas, la question est [Qu'est-ce que je fais en ce moment avec mes mains qui me pose problème ?] La cause du problème peut avoir de multiples sources. Prenons l'exemple d'une femme au foyer, elle accomplit des dizaines tâches différentes. Encore une fois, il est important de se souvenir que ce n'est pas l'action en elle-même qui provoque un problème physique, mais la manière de penser de la personne par rapport à cette action.

Là ça se complique, vous pouvez me donner un exemple ?

La femme au foyer qui œuvre toute la sainte journée au service de son mari et de ses enfants, si elle le fait avec amour, en se disant que c'est une merveilleuse chance de pouvoir rester à la maison, d'être le lien de la famille, d'amener harmonie et joie par toutes ces attentions, tous ces travaux qui font le bonheur du reste de la maisonnée, cette femme est heureuse d'exécuter ses tâches, cela lui donne du bonheur. Dans la même situation, une autre femme se lamente, se disant qu'elle est la bonne, que personne ne réalise tout ce qu'elle entreprend, qu'elle aurait voulu être architecte ou globe trotter. Dans la même situation, la manière de penser par rapport au travail accompli est très différente. Devine qui peut avoir des problèmes au niveau des mains ?

Évidemment celle qui n'est pas contente. Et que proposez-vous ?

Quand les petits bobos surviennent trop fréquemment il est nécessaire de se poser les questions clé [Qu'est-ce que je fais en ce moment avec mes mains qui ne me satisfait pas ?], [Quelles sont mes possibilités ?], [Quelles sont les conséquences pour le reste de la famille ?].

Ne croyez-vous pas que certains n'ont pas le choix ?

Chaque être humain, et là nous croyons nous répéter, chaque être humain est responsable de sa vie. Accepter une situation avec bon cœur est une possibilité. Aller vers un changement en est une autre. Il n'est pas nécessaire de [casser la baraque], parler de ses envies de changement avec le reste de la famille peut être un début, trouver une solution ensemble, dans le respect des désirs de chacun, avec amour.

C'est la solution idéale, cela se passe-t-il vraiment comme cela ?

Tout changement provoque chez l'individu des contrariétés, les habitudes sont souvent agréables. Remettre en question le confort de chacun, dans le cas de la femme au foyer, provoquera quelques moments difficiles. D'un autre côté le bonheur de chacun est en jeu. Continuer de la même manière en sachant que ce n'est plus ce que la personne désire n'est pas possible, aller de l'avant est la seule solution. Après un temps d'adaptation, chaque membre de la famille bénéficiera du changement, par le fait que la femme va pouvoir s'épanouir dans quelque chose de nouveau.

Les femmes, toujours les femmes.

C'était l'exemple. Nous pouvons en citer d'autres. L'homme qui est congédié, ou qui exerce un métier en train de disparaître, c'est quelquefois la vie qui amène les changements et le fonctionnement de la famille en sera modifié.

C'est un fait. Avec vous, si j'ai bien compris, l'important est de vous utiliser avec le cœur puisque vous en êtes la continuité ?

Bien vu. Nous nous joignons à toi et faisons le vœu que tu t'en souviennes.

Conversation avec mon dos

Tout va de travers, je suis fatiguée et j'en ai vraiment [plein le dos].

Comment plein, je ne suis pas gonflable, que veux-tu dire par-là ?

[Et si j'en avais deux, ils seraient les deux pleins].

Je crains de ne pas comprendre. Tu me mets dans une terrible confusion. Que dois-je faire avec cette phrase, de la compression ? Une tension extrême ?

Comment cela ? Je parle de ce qui se passe dans ma vie actuellement et c'est une expression, ne le prends pas à la lettre.

C'est toi qui mélange tout.

Parce que la phase suivante, c'est le [dos bloqué] ? J'en ai entendu parler !

A force de tension, je suis bien obligé de tout bloquer, pour éviter une catastrophe plus grave, du style paralysie.

Pardonne-moi, j'oublie souvent combien tu m'es précieux, je parle à tors et à travers, je suis prise dans le tourbillon de ma vie et j'oublie l'essentiel, soigner mon bien.

Heureux de te l'entendre dire. Je te rappelle que je suis la colonne centrale et comme toute colonne, je suis un soutien pour toi.

Je profite de l'occasion, dis-moi pourquoi le bas du dos, le creux me fait mal parfois.

Que portes-tu sur moi ? Tu te charges de problèmes qui ne sont pas les tiens. Tu as la prétention de savoir comment aider les autres. Aide-toi toi-même. Tu [prends sur toi] les colis d'autres personnes, pourquoi ?

Je suis une personne généreuse, je m'inquiète du bonheur des autres, de leur évolution, j'ai envie de les éveiller à une conscience d'eux-mêmes.

Tu as une mission sur terre ?

Et pourquoi pas, les habitants de la terre sont devenus inconscients. Quinze personnes sur cent ne mangent pas encore à leur faim alors que d'autres meurent parce qu'ils mangent trop.

Oui, c'est beau de s'inquiéter de l'injustice. Et que fais-tu pour améliorer cela ?

Je m'indigne, et il y a bien d'autres sources d'indignation. Par exemple, les pays dits industrialisés n'ont plus le temps de s'occuper de leurs vieux. Il y a bien des risques pour que je finisse, comme la majorité des gens de ma génération, dans un établissement où il n'y aura que des vieux.

Voilà un autre problème effectivement, mais que fais-tu pour améliorer cela ?

Mais je m'indigne. Et puis, il y a aussi tous ces gens qui ne vivent que dans le matériel, ils n'ont aucune conscience de leur âme. Ils croient qu'ils ne sont que leurs corps.

Et ça change quoi dans ta vie à toi ? La faim, c'est très éloigné de toi, la vieillesse, ce n'est pas pour tout de suite, alors réponds, que fais-tu pour changer les choses ?

J'en parle, mais concrètement, il est vrai que ma contribution à améliorer l'équilibre alimentaire dans le monde est bien minime. Quant aux personnes âgées, j'ai beaucoup de respect pour ceux et celles qui ont fait leur métier de s'occuper de nos aînés, mais ce n'est pas ma voie.

Heureux de l'entendre. Tu prends conscience que tu ne peux pas tout faire. Et de toute manière, tout être humain est, à la base, égoïste.

Comment peux-tu dire une chose pareille ?

Pourquoi une seule idée germerait-elle dans la tête de quelqu'un si ce n'est pour le satisfaire ?

Aider les autres, faire preuve de générosité, donner de son temps, donner de son argent, donner de l'attention, voilà bien de l'altruisme absolu.

Cela n'existe pas, si l'idée a germé dans la tête de l'individu, c'est parce qu'il attend quelque chose en retour, cela peut être la reconnaissance, une belle image de soi, de l'amour, de la tendresse, du partage.

Mère Teresa a fait don absolu de sa personne, générosité pure ?

Prenons les choses sous un autre angle, la mission de Mère Teresa sur terre était peut-être d'aimer et d'agir pour les plus déshérités. N'est-ce pas une preuve d'intelligence d'avoir réussi sa vie en agissant comme elle l'a fait. Cette personne respirait la joie de vivre, malgré les difficultés, malgré le milieu précaire où elle vivait. Réussir sa vie, qui peut en dire autant ? Et sans les déshérités, Mère Teresa n'aurait pas réussi sa vie.

Elle aurait certainement trouvé autre chose.

C'est vraisemblable. Mais revenons à toi et ton mal de dos. Charité bien ordonnée commence par soi-même, avant de vouloir éduquer les autres occupe-toi de tes affaires. As-tu conscience que le fait de t'inquiéter de la faim, de la vieillesse, des malheurs du monde pourrait bien cacher autre chose ?

Si je reprends l'inquiétude à mon compte, j'aurais peur ?

Tu as peur, peur pour ta survie, peur du lendemain, et c'est une manière de penser qui n'est pas bonne pour nous deux !

Je reconnais que l'existence me paraît parfois bien lourde à porter. Je voudrais pouvoir m'appuyer davantage sur quelqu'un, sur l'homme, mais la vie jusqu'à maintenant m'a prouvé que ce n'était pas possible.

Ta peur de manquer de soutien t'a donné raison. Regarde-la en face. Accepte-la. Parle-lui comme à un petit enfant. Dis-lui que dorénavant tu veux faire confiance à la vie, tu veux croire qu'elle peut devenir plus simple. Petit à petit, ta peur diminuera, la vie te semblera plus légère et je n'aurai plus de raison de [grincer].

Tu es un merveilleux signal d'alarme alors ?

Je suis un membre de ta [famille]. Reconnais aussi que tu peux demander de l'aide. Accepte que tu ne peux pas toujours tout faire seule. Aie l'humilité nécessaire pour le dire et demander l'aide dont tu as besoin. Tu veux aider ? Belle perspective. Prends exemple sur Mère Teresa. Elle savait bien qu'elle ne pouvait pas faire les choses seule et n'hésitait pas à demander, avec force conviction.

D'accord, je prendrai tes grincements pour des rappels de tout cela.

Je suis là pour te soutenir et pour te servir.

Il m'arrive d'avoir mal dans le haut du dos, entre les bras, pourquoi tu m'envoies cela ?

Avec tes bras, tu fais. Tu aimes faire pour les autres, mais quelle est ta motivation ?

Par exemple, j'écris ce livre pour contribuer à éveiller les gens à leur conscience d'être spirituel, pour qu'ils reprennent contact avec leur âme d'enfant, là où la conscience n'a pas encore été polluée par toutes les formes de paradis artificiels, là où le monde du rêve a la première place.

Et pourquoi fais-tu cela ? Quelle est ta motivation ?

Je veux rendre le monde meilleur !

Et que te rapporterait cet acte ? Qui es-tu pour prétendre savoir comment améliorer le monde ?

Je veux contribuer à rendre les gens plus heureux, plus éveillés à la conscience de l'être. Je l'ai expérimenté moi-même cette manière de regarder les choses et je sais que cela a été bon pour moi. J'en déduis que je peux en faire profiter les autres.

Et quel est le cadeau pour toi ?

Tu insistes vraiment. Le cadeau ? La joie de me rendre utile, la satisfaction d'utiliser mon énergie pour améliorer le bien-être des gens.

Le cadeau pour toi ?

De la reconnaissance. Être reconnue comme quelqu'un d'intelligent, qui a osé laisser le domaine commercial, la bonne situation, pour se lancer dans un domaine plus aérien, du côté de l'esprit. Personne courageuse et intelligente, capable de voir dans des idées nouvelles, une base pour un avenir meilleur.

Et pourquoi ces douleurs au milieu des épaules ?

Le cadeau n'est pas encore venu. C'était un mauvais calcul, une manière de penser pas bonne pour moi. Je ne suis pas reconnue comme courageuse, intelligente, avant-gardiste.

Et quelle est la leçon, ici, selon toi ?

J'ai lié les deux choses. L'idée a été : je vais donner des cours de développement personnel, recevoir des clients en entretiens d'aide et écrire un livre pour être reconnue comme courageuse, intelligente et avant-gardiste.

Et quel est l'ajustement nécessaire ?

J'écris ce livre parce que je crois avoir un message à faire passer. J'écris ce livre pour que ceux qui me feront l'honneur de me lire puissent en retirer quelque chose. J'amène ainsi ma contribution sur cette terre à l'éveil des gens.

Et si le livre n'est pas ou peu lu ?

Cet exercice me sert. J'en suis la première bénéficiaire puisqu'il permet ces conversations, puisqu'il m'oblige à me regarder pour mieux me comprendre, pour dépasser mes peurs, pour démasquer les habitudes que j'ai prises et qui ne sont pas bonnes pour moi, pour mon évolution, pour mon éveil.

Tu as vu la différence, bien ! Et que fais-tu de ton envie d'être reconnue comme courageuse, intelligente, avant-gardiste ?

C'était peut-être pour régler des comptes avec certains membres de ma famille.

Peut-être, tu dis ?

J'enlève le peut-être. Il s'agit de cette éternelle envie de briller, d'être la meilleure. C'est le rôle que j'ai joué depuis ma plus tendre enfance, le rôle de celle qui apprend facilement, celle qui réussit ce qu'elle entreprend, qui s'en sort dans les difficultés parce qu'elle est forte.

Stop, je sais. Maintenant, tu peux l'ôter ce costume, tu n'en as plus besoin, tu peux te montrer telle que tu es, avec ta vulnérabilité parfois, ton besoin d'aide, ton besoin de soutien.

Facile à dire. Je connaissais les règles du rôle de la [femme forte]. Je me décape. J'ai l'impression qu'il y a plusieurs couches et parfois je fais de la résistance. Je ne connais pas le nouveau rôle.

Il ne s'agit pas de jouer un autre rôle. Il s'agit de trouver qui tu es.

J'entends bien, il y a encore du chemin à faire.

Comme disait Confucius [Il faut que le disciple de la sagesse ait le cœur grand et courageux. Le fardeau est lourd et le voyage est long.] Et nous sommes toutes là, les parties de ton corps pour t'aider à y parvenir.

Quelles merveilles, elles savent parfois mieux que moi ce qui est bon pour moi.

Nous sommes une création magnifique en effet.

Et qu'en est-il des douleurs sur le haut, vers la nuque ?

C'est la partie qui relie le corps à la tête, qui donne la souplesse de bouger de gauche à droite, d'en haut en bas, de se retourner ou de regarder en avant, en arrière.

Je me souviens d'un torticolis, douleurs à chaque tentative de mouvement.

Tu avais un choix à faire, une décision à prendre. Tu te braquais sur une idée, tu voulais absolument faire du développement personnel et rien d'autre, mais tu n'étais pas encore prête à ce genre de tâches.

Et comment le savais-tu ? Tu m'as fait souvent souffrir de la nuque, pourquoi ?

Tu fonçais, tête baissée, mais moi je savais les peurs que tu entretenais, je savais que tu t'entêtais, que tu forçais dans cette direction pour te prouver à toi-même mais surtout aux autres que tu pouvais le faire, alors que ce n'était pas encore le moment.

Oui, j'avais peur de ne pas être à la hauteur.

Crois-tu que c'était la seule raison ? N'y a-t-il pas autre chose ? La plupart des personnes de ton entourage te contredisaient. Du développement personnel, qu'est-ce que c'est, de la foutaise. Personne n'a besoin de développement personnel, cela se fait tout seul.

Elles ne voulaient pas comprendre ce que je voulais leur expliquer.

Et toi, voulais-tu entendre ce qu'elles avaient à te dire. Elles étaient simplement le reflet, le miroir de tes doutes. Soigner des malaises en recherchant leurs causes, voilà une idée saugrenue.

Mais j'avais vérifié à plusieurs reprises par moi-même que c'était possible.

Tu voulais leur prouver que tu avais raison, que tu avais fait le bon choix, sans en être certaine toi-même. Tes doutes étaient beaucoup plus grands que tu ne veux bien l'accepter aujourd'hui. Tu ne regardais que droit en avant, sans voir que ton chemin passerait par de la patience, par le regard à gauche ou à droite.

Il est vrai que, quand les événements m'ont obligée à changer d'idée, les douleurs ont disparu.

Je dirais plutôt, quand tu as attiré les événements qui t'ont permis d'y voir clair. Ici en l'occurrence, quand tu n'as plus eu un sou en poche, tu as repris un travail de secrétaire, ce qui t'a permis de respirer, de ne plus être sous tension, ce qui t'a permis de sortir de cette idée fixe.

Et là, tu as lâché toute cette tension que j'avais dans la nuque depuis des mois.

Elle n'était plus nécessaire, l'idée que tu te faisais de ton avenir était moins précise, il est vrai, mais ô combien plus confortable pour toi.

Je te remercie, le dos, de ce soutien que tu m'apportes depuis toutes ces années.

J'ai un dernier message pour toi, ce message que je répète souvent, aime-toi, aime ce que tu fais, aime qui tu deviens, aime chaque journée. N'attends pas que ton besoin quotidien d'amour soit comblé par les autres, donne-toi de l'amour, c'est aussi un commandement de Dieu. Et l'amour que tu recevras des autres, ce sera du surplus. Rien ne se perd jamais.

♥

Conversation avec mes poumons

Je manque d'air parfois, pourquoi ?

Nous ne cessons de travailler pour filtrer l'oxygène qui répand la vie à travers six cent millions d'alvéoles enveloppés de chair et qui élimine de ton corps les déchets gazeux. Nous sommes les piliers de la vie et nous te soutenons, même dans les conditions les plus horribles, que tu crées toi-même.

Je ne crée rien du tout, j'ai de la peine à respirer, à inspirer assez d'air parfois, c'est une impression de manque.

Y aurait-il quelqu'un qui [te pompe l'air] ?

Cela arrive, comme tout le monde.

Impossible, de l'air il y en a assez pour tous. Cela ne se passerait-il pas dans ta tête ? Et pourquoi accuses-tu les autres de prendre ton air, le réservoir est inépuisable. La qualité est parfois discutable, mais la quantité y est.

Avec ma tête je suis d'accord, mais je le ressens dans mon corps, ce symptôme, ce n'est pas une affabulation…

Nous avons un lien direct avec la vie, le désir de vivre, la capacité de bien vivre. Que vis-tu mal dans le moment présent ?

Depuis plusieurs années, je vis une situation d'instabilité professionnelle. Dans ma tête, je me dis que je suis forte, que je peux supporter ces nombreux changements vécus. Peut-être que dans le fond, ma préférence irait à une situation sans souci financier, une bonne situation comme on dit. Et pourtant quand j'ai choisi de nouveaux objectifs, c'était en connaissance de cause. Je savais que le domaine allait m'amener à une situation moins stable que le commercial.

Tu te fais du soucis pour ta survie ? Nous devenons ce que nous pensons, a dit le Bouddha. Peut-être est-ce parce que tu penses que c'est un domaine moins stable que ça l'est pour toi ?

J'ai admis que ma vie est le résultat de mes pensées. Il faudrait être attentif tout le temps à ne jamais émettre de pensée négative. Je n'y arrive pas tout le temps. Je me sens parfois découragée et triste. Je tente depuis toujours de me convaincre que la vie est belle, que je suis optimiste, mais au fond je me raconte des histoires et je les raconte aussi à mon entourage.

Tu commences à y voir plus clair, c'est déjà le début d'un mieux-être. Dis-toi que pour le moment, tu en es là. Tu n'es pas encore capable d'avoir une confiance incommensurable et de vivre le moment présent comme savent le faire les oiseaux. Se posent-ils la question de savoir ce qu'ils mangeront au prochain repas ? Non, ils mangent, et puis ils se reposent, construisent leur nid, couvent.

Les animaux n'ont pas ce que l'humain appelle intelligence. Il m'arrive de me dire qu'ils doivent s'en porter beaucoup mieux.

Ne sois pas amère. Il nous semble que tu es sur le chemin pour parvenir à mieux respirer. Chaque petite victoire sur la tristesse et sur le découragement est un pas vers l'harmonie.

Dorénavant, lorsque je ressentirai cette oppression, ce sera la sonnette d'alarme pour chasser les pensées négatives.

Il était temps de faire quelque chose avant d'arriver à penser qu'il est préférable d'être morte que vivante parce que c'est plus simple. Une personne qui le pense perd ses désirs, carburant essentiel du corps émotionnel. Garde l'enthousiasme [dans l'Antiquité Délire sacré, inspiration divine ou extraordinaire], rejoins-le au fond de ton cœur, car c'est là qu'il se trouve.

Le chemin le plus long, celui qui mène de la tête au cœur, toujours le même…

Par ce malaise, nous te disons d'aspirer à la vie. Au lieu de dramatiser, vois le bon côté de ta vie et toutes les possibilités de bonheur qui existent.

Cette impression de manque d'air c'est le contraire de l'aérophagie ?

En effet, quelqu'un qui souffre de ce trouble s'efforce de trop aspirer à la vie. Il veut aller au-delà de ses limites et n'est pas lui-même.

Et les asthmatiques ?

C'est un accès d'étouffement qui survient lors de l'expiration, difficile chez eux. Ils gardent l'air à l'intérieur, se contractent, ressortent l'air avec peine. La réaction de l'extérieur leur pose problème et ils peuvent avoir de la difficulté à s'adapter à une personne ou une situation.

Et l'apnée, arrêt involontaire de la respiration ?

La personne bloque la circulation de la vie (oxygène) et se retient trop (gaz carbonique) de se reposer. Quelle attitude a-t-elle face au repos ? Ou face au travail si les apnées se produisent au travail, ce qui est plus rare ? Si les apnées deviennent trop fréquentes, c'est l'angoisse car il peut s'ensuivre une asphyxie…

Ils sont nombreux, les malaises que vous provoquez… L'hyper ventilation, c'est quoi le message ?

Il y a surplus d'oxygène apporté à l'organisme. La personne a peur de perdre le contrôle. Elle se retient trop, ne se laisse pas assez aller à ce qu'elle vit. Elle aurait intérêt à éviter les situations qui lui en demandent trop.

Qu'elle aille graduellement vers l'inconnu, sans vouloir aspirer la vie trop vite et expérimenter tout à la fois.

Quand je vous regarde, sur un dessin et à l'envers, vous ressemblez à un arbre...

Dans la nature, l'arbre est le poumon de la terre. Il respire l'air, mais aussi l'énergie. L'homme respire l'air et, bien plus qu'il ne le croit, l'énergie.

Je fume, quel est votre avis sur la question ?

Tu peux te demander ce qui te pousse à rendre toxique, à plus ou moins forte dose, l'air que tu respires ? Tu bénéficies d'un système de défense divinement pensé... L'air en passant par le nez se réchauffe, il est filtré par les poils et humidifié par le mucus qui capte certaines poussières. Il pénètre ensuite dans les bronches où il est à nouveau filtré. Les déchets sont ensuite expulsés par le nez en te mouchant et par la toux. Que tu choisisses de lui donner un surplus de travail, c'est ton affaire. Est-ce bien raisonnable ?

Touchée. Autre chose, pourquoi m'arrive-t-il de ne pas oser [broncher] ?

En métaphysique, les bronches ont un lien avec la famille. Vis-tu une difficulté ou es-tu en réaction à ta famille ?

J'ai la chance d'être née dans une grande famille. Il m'arrive évidemment de ne pas être d'accord avec l'un ou l'autre membre de cette famille. Je ne le dis pas toujours, je n'aime toujours pas la controverse !

Tu pourrais prendre la vie avec plus de joie et de simplicité ! Arrête de prendre trop au sérieux ce qui se passe dans ta famille. D'ailleurs, il n'existe pas de famille où tout le monde est d'accord tout le temps.

Je sens quelquefois la pression, je suis un peu [sous influence] des manières de vivre et des idées de la tribu.

Vis ta vie comme tu l'entends, ne te laisse pas influencer par les manières de penser, les désirs, les croyances des autres membres de la famille. Permets-toi de broncher, de réagir sans te sentir coupable parce que tu es parfois différente. Affirme-toi, prends ta place, ton territoire. Vivre et laisser vivre. La liberté de chacun commence là où s'arrête celle de l'autre, il te reste à trouver où cela se trouve.

Il m'est arrivé plusieurs fois de passer [en jugement] pour n'avoir pas agi comme un digne membre de cette tribu et j'en garde un souvenir désagréable...

Garderais-tu de la rancune, de la rancœur, pire un désir de vengeance ?

Je ne crois pas. De la vengeance non. Il me reste de la peur que cela ne recommence...

Tu as pardonné à ceux que tu accusais de t'avoir fait souffrir. T'es-tu pardonné à toi-même ?

C'est peut-être là où le bas blesse.

A chaque moment de ton existence, tu as fait du mieux que tu pouvais. Tu avais peut-être des attentes. Tu t'attendais à ce que les autres acceptent tes virages. Leur as-tu seulement parlé ? Leur as-tu dis les attentes que tu avais ?

J'ai longtemps eu de la difficulté à dire les choses. J'imaginais qu'ils devaient sentir que j'étais malheureuse, que j'avais besoin de leur soutien. Demander, c'était difficile.

Et tu fais du développement personnel ? Dire les choses, communiquer et s'assurer que l'autre a bien compris, c'est déjà un défi. Ne rien dire, c'est l'autoroute de la mésentente.

C'est vrai. Savoir dire, je m'améliore, je fais de mon mieux. Je parle avec mes peurs et me bouscule pour aller vers les personnes et leur parler de ce que je ressens, de mes besoins et de mes attentes. Le chemin est encore parsemé d'embûches. La liberté de l'autre étant aussi de dire non je ne suis pas d'accord, je comprends et j'accepte toujours mieux. Ils vivent à leur façon et moi j'aime qu'ils me laissent vivre à la mienne.

Et grâce à cela, tu es de moins en moins souvent [grippée] ?

La grippe, cela vous concerne aussi ? Se faire une bonne grippe, une grande fatigue des courbatures de la fièvre avec une toux quinteuse et des maux de tête en plus d'un rhume. Il y a un cadeau avec tout cela, une semaine à rester à la maison au chaud au lit, à prendre soin de sa personne ou mieux, à se laisser soigner, bichonner.

Tout le système respiratoire se met en déroute pour faire comprendre à la personne que rien ne va plus, qu'il y a sur le moment une situation où sa manière de penser n'est pas la bonne...

Avec du recul, je repense aux grippes que j'ai eues durant ma vie professionnelle. Les symptômes survenaient lorsqu'il existait des conflits.

Avais-tu de la difficulté à dire, encore ?

Bien entendu.

Te sauver d'une situation par une maladie, cela ne fait que reporter le problème à plus tard. Les humains comprennent des choses sans les dire, heureusement. Après une grippe, l'entourage de la personne est plus prévenant. Il reste à garder à l'esprit que le vrai désir de la personne est de travailler avec une attitude intérieure différente. Avais-tu tendance à faire la victime.

Comme le mot résonne en moi... Je ressentais de l'injustice et me trouvais victime d'un système, d'une situation, d'une personne, les autres étaient responsables, les autres ne comprenaient pas et moi j'étais la victime.

Tu sais aujourd'hui qu'en face du comportement de victime, il y a automatiquement un comportement de bourreau, c'est l'énergie développée par la personne qui entraîne cela.

Il m'a fallu des pleurs et des grincements de dents pour le comprendre enfin. Se poser en victime n'amène que désillusions et tristesse, le sentiment de n'avoir pas la maîtrise sur sa vie, de dépendre toujours du bon vouloir, de la gentillesse, de la protection, de la compréhension des autres. C'est un jeu de pouvoir où il n'y a, à la fin du compte, que des perdants. Le rôle de bourreau n'est d'ailleurs pas plus enviable.

Nous voyons que les nombreuses leçons ont porté leurs fruits de sagesse.

J'ai dramatisé les situations, j'ai pris les personnes en grippe. Je tiens à leur dire ici que j'en suis sincèrement désolée, consciente des nombreuses tracasseries que je leur ai causées.

Te pardonnes-tu à toi-même, ce qui est tout aussi important pour ta joie de vivre et ton lâcher prise futurs.

Si je pouvais refaire les choses, ce serait différent, comme c'est impossible, je me dis que j'ai fait de mon mieux, avec ce que je savais. Je me pardonne, je m'y efforce.

Le temps est le meilleur baume de tous les tourments. La leçon semble apprise, c'est l'essentiel.

Cela veut-il dire que toutes les personnes qui ont la grippe peuvent prendre la même leçon ? Et les épidémies, elles sont virales ?

Tout le monde n'attrape pas la grippe. Les gens qui n'ont pas ce problème relationnel, soit en famille soit au travail, ou qui l'on mais savent le traiter le résoudre, n'attrapent pas la grippe. La maladie, c'est le résultat d'une manière de penser commune à un groupe de personne par rapport à des situations qui peuvent se comparer.

Ce sont quand même les médicaments qui viennent à bout d'une grippe tenace ?

Le fait de s'arrêter doit permettre de prendre conscience des choses. A l'arrêt, l'homme réfléchit plus clairement. L'intervention d'un médecin, le diagnostic, la prise de médicament, tout cela amène la personne à guérir. La plupart des médecins s'inquiètent du corps physique, mais vous demande aussi comment va votre vie, si vous avez des problèmes à la maison, au travail. Ils savent que le corps physique est relié au corps émotionnel et au corps mental.

Le corps médical fait des merveilles. Parlons encore du rhume des foins qui affecte de plus en plus de monde.

Chaque année à la même période, une vieille blessure se réveille au moment où les plantes libèrent leur pollen. La personne peut se demander quel incident difficile à vivre s'est passé la première fois qu'elle a eu ce malaise. Que n'a-t-elle pas voulu sentir ? Il est peut-être temps de faire un processus de pardon. Alimenter année après année de la rancune vis à vis d'une personne n'est pas bon pour elle. Chacun est responsable de sa propre souffrance et rejeter la faute sur les autres ne permet pas d'avancer. Être responsable de ses actes, de ses souffrances et voir l'autre comme le déclencheur, voilà qui est plus confortable et qui permet d'aller vers plus de bien-être, plus d'harmonie, plus de santé.

Merci les poumons, et pour vous, je me souviens d'un exercice. Conseil: Pratiquer les exercices de préférence au réveil puis avant d'aller au lit pendant 5 minutes. Méditation assise. La respiration est calme et tranquille. Faire venir la paix et l'harmonie en soi. Le dos est droit naturellement. La pointe de la langue touche le palais. Exercice 1. Les yeux ouverts. Inspiration profonde par le nez. Puis expiration longue par la bouche. Minimum 3 fois. Exercice 2. Les yeux fermés. Relaxation, laisser respirer. Minimum 5 minutes. Exercice 3. Reprendre l'exercice 1.

♥

Conversation avec mes seins

Ils étaient vraiment trop gros... lourds à porter. Le soutien-gorge me sciait les épaules et j'avais sous les seins de l'humidité en permanence qui me donnait des rougeurs, des boutons...

Nous représentons le principe de la maternité. La maternité pour toi était-elle lourde à porter ?

Vous savez bien, vous qui avez nourri deux petites filles, après un divorce la vie n'a pas été facile vie de mère vie de travailleuse vie de femme.

Tu as fait ce que tu as pu sur le moment. Ta manière de penser au sujet de la mère que tu as été n'est pas bonne pour toi.

Vous avez raison, je m'accuse d'avoir été une mauvaise mère. Aujourd'hui, mes filles sont mères ou en âge de l'être. Je m'accuse encore de n'avoir pas donné le bon exemple. Quand je retrouve chez elles un comportement que j'ai eu, je culpabilise et me dis que j'aurais pu donner plus de temps à être mère et moins au travail et à ma vie de femme. Mais sur le moment, il y a vingt ans, je pensais le contraire.

Tu aurais voulu être plus mère, nous t'avons montré par notre volume que l'idée était démesurée.

Je suis la première à vouloir faire la leçon, à dire que la culpabilité est inutile, qu'il faut tout mettre en œuvre pour perdre cette mauvaise habitude de se sentir coupable à propos de tout et de n'importe quoi. Plus facile à dire qu'à faire. Cela sort des tripes...

Et bien continue de culpabiliser...

Non. Maintenant je veux remplacer la culpabilité par la responsabilité. En l'occurrence, ai-je fait quelque chose qui nuise à quelqu'un ? Peut-être mais de toute manière, on n'a ni le père ni la mère qu'on aurait voulu.

Prenons de la distance et regardons les choses sous l'angle suivant, l'être humain a choisi ses parents en fonction d'une blessure qu'il est venu guérir sur cette terre.

Une des cinq blessures de base qui sont la trahison, le rejet, l'abandon, l'humiliation et l'injustice.

Oui. Et quelle est la meilleure manière de guérir d'une blessure pour un être humain ? Se remettre en situation, se retrouver trahi, rejeté, abandonné, humilié ou traité injustement pour avoir la possibilité de dépasser la blessure, de la comprendre, d'en guérir.

Quel rapport avec vous ?

Admettons que tes filles t'aient choisie parce qu'elles avaient à guérir des blessures que tu as aussi, tu as déjà moins de raison de culpabiliser ? Tu as fait de ton mieux, avec la connaissance que tu avais sur le moment et à ton niveau d'évolution ?

Oui. Mais si j'avais fait différemment, elles auraient pu évoluer plus vite.

Tu n'es en aucune manière responsable de l'évolution de tes enfants. En mettant au monde un enfant, tu as la tâche de le nourrir, de l'élever, de lui donner ce dont il a besoin pour devenir un homme. Ce qu'il en fera, ce n'est plus ton problème. Tu es sur terre pour ta propre évolution et non pour celle des autres, même tes enfants.

Si j'avais été plus présente, elles auraient été plus rassurées.

Revenons à ces fameuses blessures. Si l'une de tes filles a une blessure d'abandon, elle est venue pour la soigner, elle avait ainsi besoin d'une mère pas trop présente pour se trouver en situation et dépasser sa blessure.

Vu sous cet angle...

La vraie question est celle qui permet ensuite d'appliquer la loi du retour.

De quoi je m'accuse ? D'avoir parfois abandonné ou rejeté mes filles.

Quel est le prix à payer ? Que tu soies toi-même abandonnée ou rejetée. Es-tu d'accord de payer ?

Bien sûr, cela m'est déjà arrivé. Et puis, d'accord ou pas d'accord, quand cela arrive, a-t-on vraiment le choix ?

Non, justement. Au moment de récolter ce que tu as semé, tu n'as pas le choix. Par contre, maintenant, tu as le choix, celui d'arrêter de culpabiliser. Tu peux le faire puisque c'est du surplus de souffrance inutile. La loi du retour est incontournable, la culpabilité pas.

Remplacer par la responsabilité c'est se dire, je suis d'accord de payer le prix si quelqu'un me fait la même chose que j'ai fait aujourd'hui. J'accepte, alors inutile d'aller plus loin.

Bien. Parlons maintenant de cette humidité et de ces boutons. L'eau c'est l'émotion, ce sont des émotions que tu n'exprimes pas, que tu refoules. Ton corps trouve un autre moyen de les exprimer par la transpiration.

Cela me donnait des rougeurs, cela me démangeait et ma peau était devenue un terrain propice à de nombreux boutons.

Ta vie de mère te pesait, te démangeait. Les marques sur ta peau sont aussi un message. Avais-tu honte de ton image ? La peau a une relation avec la valorisation de soi face à l'extérieur. Le jugement des autres avait parfois plus d'importance que le tien, tu manquais d'amour de toi-même.

C'est tellement vrai. Je vivais par rapport à l'extérieur plus que pour moi, mes buts, mes valeurs. J'étais un peu une marionnette tirée par les ficelles de mes susceptibilités, de mes souffrances, de mes peurs.

Nous sommes heureux de savoir que tu as déjà fait un joli bout de chemin depuis. Voilà une bonne raison de t'aimer et de te trouver une bonne personne, une bonne mère, une femme bonne.

Tout cela. Ne serait-ce pas prétentieux ?

La vérité n'est pas prétentieuse, la vérité n'a pas de qualificatif, elle est.

D'accord. Je suis une bonne personne. Dites-moi, depuis que vous avez rétréci, comment vous sentez-vous ? Et pourquoi cette infection qui a duré plus de deux mois ?

Nous sommes moins lourds, les rougeurs ont disparu, les boutons aussi, tu as choisi une solution radicale, le bistouri du chirurgien ?

Oui, alors, pourquoi cette bactérie est-elle venue se loger en vous et a créé un problème de plusieurs semaines ?

Te guérir de ta maternité malade a pris plus de temps. Il y a une théorie d'un médecin allemand, le Dr. Geerd Hammer qui pourrait servir d'explication. Selon lui, une maladie inflammatoire se produit à la suite d'une résolution de conflit biologique. Il dit que quand le conflit est éloigné ou résolu, le corps se met en phase de guérison et c'est à ce moment là qu'une maladie infectieuse ou inflammatoire apparaît.

Sans aller jusqu'à me réjouir, je pourrais considérer que c'est un signe de résolution de mon problème.

Oui. Et les semaines passées au lit t'ont permis de réfléchir, de conscientiser le problème, de revoir ta manière de penser par rapport au fait de materner, materner tes filles, materner les autres, vouloir leur dire, leur montrer la voie.

Le poison, la bactérie dans mon corps me montrait que je m'empoisonnais la vie. Il est vrai que depuis cet événement, j'ai pris de la distance par rapport aux autres, je m'occupe beaucoup plus de moi. Et si je fais quelque chose dans le but d'aider les autres, comme proposer des cours de développement personnel ou des entretiens d'aide, quand ça ne marche pas comme je le souhaite, je ne le prends plus comme un échec, je me dis que si ce n'est pas cela, ce sera un livre ou un autre cours ou un autre métier.

Bien. Tu es comme la pièce d'un puzzle. Tu fais partie d'un tout et il existe un endroit, une manière de faire, une expérience où tu trouveras exactement ta place. Et puis, rien n'est immuable. Cela durera le temps qu'il te faudra pour vivre ce que tu as à vivre à cet endroit-là. Après, tu vivras autre chose, ailleurs, l'important étant de retenir de chaque expérience la leçon qu'elle apporte.

Et pourquoi y a-t-il tant de femmes qui ont un cancer au sein ?

Cette maladie se manifeste chez une personne qui a réveillé une blessure importante durant son enfance avec son père ou sa mère et qui a dû le vivre dans l'isolement.

Elle a choisi un chemin de vie difficile ?

Souvent, celui ou celle qui souffre de cancer veut tellement vivre dans l'amour qu'il refoule la rancune, le ressentiment ou la haine qu'il a pu vivre envers ses parents. Chaque fois qu'une situation vient lui rappeler cette vieille blessure, ces ressentiments sous-jacents augmentent. Un jour, la personne atteint sa limite émotionnelle et tout éclate en elle, le cancer apparaît.

Mais pourquoi les seins des femmes ?

Le message est le même que pour les autres problèmes aux seins en considérant qu'il est plus important. Materner, trop materner, mal materner. Quelle est la vraie motivation dans le fait de vouloir materner ?

Les mères qui maternent leur fils de quarante ou cinquante ans ?

Les femmes qui maternent leur mari [Mets ton par-dessus, il va faire froid aujourd'hui], [Mange des légumes, c'est bon pour ta santé], [Va voir ta mère, sois un bon fils] ou tout simplement celles qui ont de la peine à laisser leur progéniture devenir adulte.

Avouez quand-même que le métier de mère est difficile, il faut guider, mais pas trop, il faut aimer mais pas trop, il faut savoir laisser partir quand le travail est fini, sans rien dire.

Nous en convenons. Rappelle-toi toujours que l'être humain est sur cette terre pour lui-même. S'il décide d'avoir des enfants comme c'est le cas le plus souvent, il devrait le faire en connaissance de cause, c'est son choix, décide de donner le temps qu'il faut puis de laisser partir.

Accepter de ne plus les voir qu'une fois par mois, accepter qu'ils ne partagent plus forcément leurs soucis avec toi, accepter qu'ils ne soient pas d'accord avec toi et qu'ils le disent haut et fort, accepter leurs objectifs de vie, leurs valeurs, leurs manières de penser même si elles ne correspondent pas aux tiennes.

Tout cela, si tu veux vivre en paix l'après parentage, l'après maternage ! Il y a une nouvelle vie après celle de mère. Après avoir été utile à la continuation de l'espèce, la femme peut se consacrer entièrement à créer sa propre vie.

Jolie perspective, reconnaissez que le pas n'est pas facile à faire. Avoir été au service de la famille, comme c'est le cas pour de nombreuses femmes et se retrouver avec plus de temps qu'il n'en faut et ce sentiment de soudaine inutilité ?

Chaque passage de la vie est une épreuve en soi. Nous ne disons pas que c'est facile. Les femmes ont intérêt à se préparer à la séparation. C'est l'éternel regard sur la vie. Dans la plupart des situations, on peut considérer que le verre est à moitié plein ou à moitié vide, question de point de vue.

Et pour revenir au cancer du sein ?

L'être qui en est atteint devrait se dépêcher de reconnaître qu'il a souffert étant jeune. Il aurait intérêt à s'autoriser à être humain, c'est-à-dire se donner le droit d'en vouloir à l'un ou l'autre de ses parents, et même aux deux parfois. C'est le fait de vivre les blessures dans l'isolement qui crée le plus de problèmes.

C'est pour cela que certains, de nos jours, ne voient plus leurs parents, font semblant d'ignorer leur existence.

Et pourtant... Ils croient que s'ils arrivent à se détacher d'eux, ils seront plus libres, mais le plus grand besoin de leur âme est d'être en paix, de vivre l'amour véritable, inconditionnel.

Pour cela il faut passer par le pardon.

Oui, le pardon est le moyen par excellence pour être dans l'amour véritable. La difficulté, chez certains êtres n'est pas de pardonner aux autres. La difficulté est de se pardonner à soi-même. La personne atteinte du cancer a beaucoup de peine à se pardonner d'avoir eu des pensées de haine ou de vengeance, même si ces pensées étaient parfois inconscientes.

Pardonner, se pardonner, ce sont des mots, mais comment faire, comment y arriver ?

Pardonner au petit enfant en soi qui a souffert en silence. Comprendre, accepter, pardonner à l'enfant qui a vécu de la rage, de la rancune. Pardonner à son enfant intérieur qui n'avait personne pour l'entendre, le supporter, l'aimer.

Il y a des techniques de développement personnel, des détentes, qui aident à ramener le petit enfant avec l'adulte.

Revivre certains de ces instants douloureux et ramener, comme en rêve à moitié éveillé l'enfant vers l'adulte qu'il est devenu peut être d'un grand réconfort. Certains thérapeutes peuvent guider dans cette expérience.

Ce procédé mérite d'être utilisé. Maintenant disons aussi que vous êtes une partie importante dans les relations amoureuses.

Certains hommes, la majorité, nous apprécient en effet beaucoup. Cela doit leur rappeler les doux instants où ils étaient encore au sein de leur mère. Ils nous donnent familièrement d'autres noms, nénés, nichons, roberts, tétons...

Dans la littérature, les écrivains aiment à parler des seins des femmes. [Couvrez ce sein que je ne saurais voir] a dit Monsieur Molière dans Tartuffe.

[... sans l'autre] a rajouté Sacha Guitry qui aimait fort faire de l'esprit.

♥

Conversation avec mon estomac

Ça ne passe pas, mon estomac fait preuve de paresse en ce moment, je me demande bien pourquoi ?

C'est à toi de te demander ce qui se passe dans ta vie. Qu'arrive-t-il que tu digères mal ?

Tu es là pour digérer les aliments, pas pour t'occuper des affaires de ma vie !

Je reçois la nourriture matérielle, je fais office de [bétonnière]. Je malaxe, je mélange, je dissous aussi avec l'aide de l'acide chlorhydrique. Je prépare les aliments pour l'assimilation.

Beau travail, je te remercie. Quel rapport avec les éléments de ma vie ?

Je prends en charge le côté [matériel] de la digestion, je mets la main à la pâte. Quand, dans ta vie, tu as des difficultés, des tensions avec le monde matériel, quand tu maîtrises mal ce monde, que tu as des difficultés financières, professionnelles, scolaires, tu digères moins bien ton monde matériel.

Et toi tu digères moins bien les aliments ?

Tu rumines, tu ressasses les événements, les choses de ta vie. Moi, pour te montrer que ce n'est pas bon pour toi, je ralentis le mouvement.

C'est donc un signal que tu m'envoies ?

Pour te prévenir, te demander d'arrêter de ruminer ce qui se passe d'une pareille manière.

Et si je ne comprends pas, tu envoies des aigreurs spécialement désagréables ?

Tu es aigre avec toi-même, c'est ma manière de te le montrer, de te dire [arrête] !

Et l'acidité, c'est également très incommodant !

Oui, ce n'est pas bon pour toi d'être acide, acerbe, désagréable avec toi-même ou avec les autres !

A force se forment les ulcères à l'estomac ?

Lorsque le message n'a pas été compris, lorsque l'acidité agit depuis un certain temps, comme dans le monde matériel, cela fait un trou...

C'est un problème grave, difficile à guérir ?

Le problème est important. Par exemple, ne pas digérer une personne de son entourage. La personne affectée par un ulcère vit de la rancune et une grande douleur intérieure. Il y a un remède, mais pas des plus simple à appliquer j'en conviens, c'est la réconciliation, le pardon qui peut l'aider à commencer à cicatriser.

Et les brûlures ?

Qu'est-ce qui brûle chez la personne ? Elle doit vivre de la colère ou de l'impuissance. Elle devrait arrêter d'avoir peur d'affirmer ses besoins et ses désirs même si cela ne correspond pas forcément aux attentes, aux désirs, aux besoins des autres. Chaque être est sur terre pour créer sa propre vie. Lorsqu'une personne agit toujours en fonction de l'avis des autres, de son conjoint, de ses enfants, de sa famille, en sacrifiant ses propres besoins, par peur, ce n'est pas bon pour elle.

C'est pourtant une belle preuve d'altruisme.

L'altruisme bien vécu, avoir du plaisir, mener une vie heureuse à servir sa famille, je dis bravo. Cependant, si c'est la pression du milieu familial qui veut cela, mais que l'individu n'est pas heureux de la sorte, c'est autre chose.

C'est pour cela que ce problème a longtemps été trouvé chez les hommes d'affaires. Aujourd'hui les médicaments adéquats ont eu le dessus.

Cela ne veut pas dire que le problème est résolu. L'effet est soigné, la cause reste et trouvera bien un autre moyen de se manifester. C'est comme si la lampe témoin de l'essence s'allume au tableau de bord de ta voiture, si tu enlèves l'ampoule, tu ne vois plus le problème, mais il est toujours là.

L'important est de soigner avant tout la cause. Qu'en est-il de l'indigestion ?

Elle peut être provoquée par un excès d'aliments ou de boisson, ou due à une intolérance face à un aliment précis. Lorsque l'indigestion provient d'un excès, demande-toi pourquoi tu accumules trop à l'intérieur de toi. Vis-à-vis de quelle personne, c'est devenu trop ? En face de quelle situation ? Souviens-toi que ce trop plein, cette lourdeur, c'est toi-même qui la crées, c'est le reflet de ce qui se passe à l'intérieur de toi.

La manière de penser... Ce n'est pas la personne, la situation, c'est ma façon d'apprécier la situation qui est lourde, acide, aigre, etc...

Vu. Le message, en général, c'est [Prends les choses avec moins de sérieux, moins de lourdeur, plus de légèreté].

Et lorsqu'il s'agit de nausées ?

Il y a une menace qui plane, toujours un événement ou une personne, du dégoût, de la déception par rapport à des attentes non satisfaites. Envers quelle personne ressens-tu une aversion pareille ? Cherche la raison de cet écœurement...

Pourquoi la femme enceinte ressent-elle souvent des nausées ?

Comment accepte-elle le changement proche de sa vie ? Comment se voit-elle avec ce corps qui se transforme, qui se déforme ? A-t-elle peur de perdre sa liberté ? A-t-elle peur de ne pas pouvoir subvenir à ses besoins et à ceux de son enfant ? Doute-t-elle de la capacité du père à assumer son rôle, sa part ?

Et quel est le remède ?

La source du problème est toujours dans la manière de penser. Plutôt que de se préparer à rejeter une personne ou une situation, regarder, observer sa vie et regarder sa peur en face. Peur d'une personne, peur d'une situation. Ne pas dramatiser la situation, observer. Vérifier que toutes les possibilités et capacités de faire face à la situation ont bien été exploitées. Aimer la vie de grand cœur et plus avec des haut-le-cœur.

Et les régurgitations ?

Avais-tu vraiment besoin de ce que tu viens d'ingurgiter ? Pourquoi les bébés régurgitent-ils ? Leur donne-t-on vraiment ce dont ils ont besoin ? Le bébé rejette quelque chose, les aliments ? Il rejette peut-être aussi le milieu dans lequel il se trouve… Un mère anxieuse, un père lointain ? Une situation de conflit, il ressent peut-être la jalousie des enfants déjà présents, ou tout simplement qu'il n'était pas attendu à ce moment-là !

Tous les problèmes d'estomac ont donc un lien avec la difficulté de digérer, d'accepter ce qui se passe sur le moment ?

La personne qui souffre de ce genre de problèmes ne peut accepter ce qui se passe dans sa vie au moment où cela arrive. Elle ne digère pas un événement, une situation qui n'est pas à son goût.

Elle regrette d'y avoir goûté ?

Elle fait de la résistance en face de quelque chose qu'elle n'attendait pas. Elle se trouvait bien dans ses habitudes et est contrariée par de nouvelles idées qu'elle refuse. Son critique intérieur est très fort. Plutôt que de se dire [Voyons ce que cela donne, acceptons d'entrer dans le jeu], elle campe sur ses positions.

Et quel est le conseil ?

Accepter les choses sans condition, rester ouverte à du nouveau. La vie est un cheminement, refuser les nouveautés, les idées des autres n'est pas bon pour elle. Son cœur est ouvert à ce qui peut arriver, il suffit de demander au mental de se calmer et de laisser le cœur prendre plus souvent le gouvernail.

Et si la personne [manque d'estomac] ?

Elle croit qu'elle fait preuve de manque d'audace, de courage. Là aussi, laisser arriver les événements, les choses, les personnes et se faire davantage confiance, croire en sa capacité d'appréhender la vie.

Tu es un indicateur important pour la personne.

Oui, je demande simplement de faire confiance. Je sais comment faire mon travail de digestion. Il en est de même pour l'être. Chacun peut avoir une manière différente de voir la vie. Je suis placé à côté du cœur qui me souffle que ce n'est pas bon pour l'individu d'être dans le jugement, de dire [Ce n'est pas juste ou idiot ou incorrect]. Cela ralentit la capacité de digérer la vie comme elle est, avec toutes ses différences entre individus. Etre tolérant, plus tolérant...

Que fais-tu lorsque quelqu'un est boulimique ?

Imagine le surplus de travail ? Je reçois tant et tant de nourriture. La personne n'est pas à l'écoute de ses besoins, elle comble un vide par de la nourriture. Elle peut se demander quelle est la nature de ce vide ?

Elle croit qu'elle a faim !

Elle veut remplir, me remplir et quand je n'ai même pas terminé la digestion, cela recommence, alors, avec tout le corps, je mets de côté je fais des réserves. Le corps prend alors plus de place.

Prendre sa place, en réalité, se demander comment prendre sa place ?

Dans quel domaine de sa vie la personne ne prend-elle pas sa place. Donne-t-elle suffisamment d'affection pour en recevoir, selon la loi du retour sans avoir besoin de compenser par de la nourriture. Se retient-elle dans ses idées, dans ses élans au point de trop garder dans son corps et de prendre du volume ?

Comment agir dans ces moments de boulimie ?

D'abord en prendre conscience, devenir observateur de son comportement. Lorsque la crise de boulimie arrive, prendre plusieurs grandes respirations, jusqu'au ventre, se poser les questions adéquates [Mon corps a-t-il besoin de cela en ce moment ?], [Ai-je vraiment faim ?], [Est-ce que je veux combler un manque d'affection par la nourriture ?].

Et si l'envie est trop forte ?

Être doux avec soi-même. Manger quand même en se disant que, pour l'instant on ne peut pas faire autrement, demander à son corps d'éliminer ce qui ne lui est pas nécessaire. Manger une petite quantité, en appréciant chaque bouchée.

Et pour l'affection, ou le manque d'attention ?

Se donner soi-même de l'affection, de l'attention, en donner aux autres, sans attente, en se disant que la loi de retour va fonctionner tôt ou tard et que l'affection des autres viendra.

Il y a l'inverse de la boulimie, l'anorexie ?

On la retrouve souvent chez les adolescentes, et de nos jours aussi chez les garçons. Cette diminution progressive de l'appétit entraîne un amaigrissement. L'état général s'en ressent et certaines finissent par mourir de ne plus s'alimenter. Heureusement, tous les cas ne se terminent pas ainsi.

L'anorexique se prive toujours de nourriture ?

Non, parfois, l'anorexie est accompagnée de crises de boulimie. Après une période de jeun, la personne ingurgite de la nourriture, elle craque. Ensuite, elle s'en veut et se fait vomir pour éviter de prendre du poids. Les dégâts au niveau de l'œsophage, canal qui m'amène la nourriture peuvent être graves.

Et à ton niveau ?

Je fatigue, recevoir de la nourriture, je me prépare à faire mon travail de digestion et stop, tout est renvoyé à l'extérieur. Je finis par ne plus savoir exactement quel rôle je dois jouer.

Pourquoi l'anorexique agit-elle ainsi ?

Elle se rejette. Elle rejette la mère, le féminin en elle, la mère terre. Elle est facilement [dans la lune], elle s'échappe de son corps pour trouver, dans ses voyages ce qu'elle ne trouve pas sur terre. Elle refuse de vivre sa vie sur terre, trouve cela trop difficile et n'a plus le goût de vivre.

C'est sa mère qui a une part de responsabilité ?

Chaque mère fait de son mieux avec les moyens qu'elle a sur le moment, les connaissances, la capacité d'affronter son rôle de mère. Rendre sa mère ou qui que ce soit d'autre responsable n'arrange rien. Il vaudrait mieux pour la personne qui souffre d'anorexie qu'elle prenne sa part de responsabilité. Elle seule peut décider de sa vie, reprendre goût à la vie.

La question reste comment ?

Elle peut regarder les choses différemment, accepter l'idée qu'elle est venue sur terre pour y évoluer, pour dépasser sa blessure de rejet. La blessure est en elle, sa mère, les autres sont là pour qu'elle en prenne conscience. Amour, le mot miracle, commencer à s'aimer davantage, aimer la couleur de ses yeux, aimer la forme de son corps, aimer ses qualités de cœur, intellectuelles. Accepter ce qui plaît moins en se disant que tout est momentané. Elle est en évolution.

Et manger ?

Recommencer à manger en étant conscient que nous vivons dans un monde matériel et que le chemin se fait aussi par le matériel, les aliments.

Une aide extérieure peut évidemment rendre les choses plus faciles, psychiatres, thérapeutes spécialisés dans le domaine.

Et recommencer à s'en mettre [plein l'estomac] ?

Point trop n'en faut. A propos qu'entends-tu par avoir [l'estomac dans les talons], je trouve cela difficile à interpréter ?

C'est une expression qui veut dire que j'ai faim !

Physiquement, imagine l'exercice… évite.

Derniers conseils pour mieux vivre avec toi ?

Lorsque vient le temps de te nourrir, je peux être un excellent conseiller. Je suis en relation avec le reste de ton corps, je sais mieux que personne les aliments dont tu as besoin sur le moment et qui contiennent les éléments nécessaires à ton organisme. Pourquoi ne m'utilises-tu pas plus souvent ?

Comment ?

Arrête-toi, ferme les yeux, pose-moi la question [Quel aliment est bon pour moi aujourd'hui ?] Tu seras étonnée de constater que j'ai de nombreuses suggestions pour toi.

Et lorsqu'un aliment ne me fait absolument pas envie, que j'ai de la peine à l'avaler ?

Ne l'avale pas, ce n'est pas ce dont tu as besoin, ton corps est à même de t'envoyer un signal dans l'autre sens aussi.

Quelle merveille que ce corps humain…

♥

Conversation avec mon ventre

Le ventre, il s'y passe tant de choses et pour une femme, il est souvent difficile de ressentir si les douleurs proviennent de l'appareil génital ou des intestins !

Il suffit peut-être de prendre la peine d'écouter vraiment son corps... Se poser un moment et ressentir la douleur, l'apprivoiser et même tenter un dialogue avec elle, pourquoi pas !

Parler avec une douleur, tu plaisantes ?

Cela nécessite un immense lâcher prise, calme et détente pour pouvoir communiquer avec une partie profonde de soi qui sait.

La relaxation, la méditation ?

Exact. A part cela, j'ai une question. Pourquoi utilisez-vous parfois l'expression [se mettre à plat ventre], cela me paraît assez difficile et de plus très incommode dans la vie de tous les jours.

Il faut le prendre au sens figuré, cela signifie s'humilier par intérêt, c'est un rapport entre deux individus. Laisser une partie de son pouvoir à l'autre pour obtenir en échange protection, opportunités financières ou tout autre retour possible, c'est selon les cas.

C'est une manière d'arriver à ses fins qui me semble discutable ! Pourrais-tu éviter d'utiliser ses termes, au sens propre, difficile à réaliser pour moi.

Et que penses-tu de [passer sur le ventre] ? Comme les tanks ou les bulldozers écrasent pratiquement tout sur leur passage, cela signifie écraser l'autre.

Ça aussi, douloureux ? Au figuré également.

[Danser sur le ventre] est plus joli ? Mais le résultat escompté est le même, juste un peu plus léger.

Évite l'expression s'il te plaît, tant pour celui qui danse que pour celui sur qui on danse, l'exercice ne donne rien de bon.

Tu ne dois pas aimer non plus [courir ventre à terre] qu'on utilise pour dire aller très vite.

Il me semble que l'expression conviendrait mieux aux animaux qu'aux humains.

J'anticipe en disant qu'[avoir les yeux plus gros que le ventre] veut dire vouloir manger plus qu'on ne peut. J'éviterai aussi...

Je préfère quand tu mets [du cœur au ventre], du courage, de l'énergie plutôt que d'entendre dire [il n'a rien dans le ventre].

Il est lâche, peu courageux.

Rien dans le ventre, ce n'est pas possible. Même de l'air, c'est quelque chose. A ce sujet, j'ai une information d'importance capitale. La respiration abdominale est la condition principale d'une harmonisation entre le cerveau et moi. Certains me nomment second cerveau.

Tu ne crois pas que tu te prends la tête, ô pardon, que tu te prends trop au sérieux. Bien sûr, certains prétendent que tu es capital, je pencherais plutôt pour l'idée de l'hologramme.

Je suis bien d'accord. Tu nous donnes une explication quant à l'holographie ?

L'holographie est une technique qui consiste à prendre en photo un objet par un rayon laser et d'en obtenir un cliché. Remis dans son contexte lors de la prise de vue, cet objet, l'hologramme, apparaît en relief. Dire que le corps humain fonctionne comme un hologramme, c'est dire que chaque partie du corps contient des informations par rapport à la totalité.

Cela expliquerait que, dans les thérapies alternatives, l'approche peut venir de plusieurs endroits: l'iridologie, par l'iris de l'œil, la réflexologie facial par le visage, l'holopsonie par l'oreille et les sons, la rebirththérapie par la respiration et les poumons, la réflexologie ou la méthode Grinberg par les pieds, le développement personnel par une approche plutôt mentale et émotionnelle.

La liste pourrait encore s'allonger. Mais revenons à toi. A part les organes génitaux avec qui j'ai un long dialogue dans un autre chapitre, il y a quoi dans ton antre ?

L'intestin grêle qui mesure six mètres de long. Il fait un travail fondamental, il s'occupe de la dernière transformation des éléments nutritifs avant qu'ils ne passent dans le sang. Le reste, qui n'est pas assimilable passe dans le gros intestin. C'est un peu un douanier. Il laisse passer telle information et rejette telle autre, avec subjectivité.

Quels sont les messages d'un dysfonctionnement de l'intestin grêle ?

Voici les questions que tu peux te poser. Es-tu en train de juger quelqu'un en fonction de tes propres valeurs ? De ta version personnelle du bien et du mal ? Du tort ou de la raison ? Es-tu venue sur terre pour ta propre évolution ou pour passer ton temps à porter des jugements sur les autres en campant confortablement sur tes positions ?

Je pense qu'un égoïsme sain est préférable à un altruisme paternaliste, directif, sauveur.

Bien. Il est toujours plus difficile de s'occuper de ses affaires que de celles des autres. Seulement c'est de ton évolution qu'il est question et la seule personne qui peut prendre les leçons pour elle-même c'est toi. A quoi auront servi tes conseils, tes affirmations, tes jugements, si ce n'est rendre la relation plus difficile avec les autres.

Juger les autres est une habitude à rayer de son mental, de son comportement. Revenons aux problèmes d'intestins, l'appendicite, l'inflammation de l'appendice, quel est le message ?

Physiquement, les symptômes sont sérieux, douleurs intenses, troubles digestifs, nausées, vomissements, les intestins arrêtent de fonctionner, les aliments ne sont plus tolérés. Cela peut dégénérer en péritonite, une inflammation encore plus sérieuse.

Quel est le lien avec la vie de la personne ?

C'est une maladie en [ite], la personne vit de la colère refoulée. Elle ne se sent pas en sécurité, elle est dépendante des autres, elle ne se donne pas le droit de s'exprimer. Quelqu'un la fait [chier], mais elle n'ose pas le dire, le laisser sortir. Elle croit qu'il n'y a pas d'issue possible.

Une appendicite est souvent soudaine ?

Oui et la personne devrait réfléchir à la situation comme décrite ci-dessus qui s'est passée juste avant sa crise, elle pourrait trouver là la cause de son malaise.

Et lorsqu'elle l'a trouvée ?

Son corps lui dit de ne pas attendre pour exprimer ce qu'elle vit, ne pas attendre que cela éclate à l'intérieur. Il n'est pas utile de fuir non plus, mais plutôt de vivre cette situation dans l'amour de soi et des autres, en respectant les limites de chacun.

Ce serait la panacée universelle, vivre dans l'amour de soi et des autres... Dis-moi le ventre, si la douleur est plutôt située vers le haut ?

La personne s'en fait pour les autres, s'en fait trop pour les autres. C'est la région du plexus solaire, une trop grande ouverture peut rendre quelqu'un perméable aux émotions, aux peurs de son entourage et rendre la vie insupportable. Une douleur à cet endroit est la sonnette d'alarme, s'occuper plus de ses affaires, ne pas prendre sur soi les affaires des autres, surtout que, la plupart du temps, l'exercice est aussi douloureux qu'inutile.

Facile à dire, mais pour quelqu'un qui est psychique, qui ressent les émotions, les peurs, les douleurs des autres, y a-t-il un moyen de [fermer les portes] ?

Je suggère un exercice que voici. Fermer les yeux et prendre quelques grandes respirations jusqu'à l'abdomen. Pratiquer la respiration à quatre temps, inspirer bloquer expirer attendre, en comptant jusqu'à trois, quatre ou cinq selon votre convenance entre chaque étape. Puis respirer normalement.

Imaginez, devant votre plexus, deux grandes portes en béton, voyez ces portes se fermer et vous protéger des peurs, des émotions extérieures.

C'est l'imagination au pouvoir.

Ces suggestions mentales aideront l'émotionnel et finalement le physique à mieux lutter contre les agressions extérieures, lorsque tu en auras besoin. Cela te prendra cinq minutes et tu iras mieux.

Bien. Parlons maintenant d'une douleur qui a plus un lien avec la bas du ventre ?

C'est l'endroit où l'on crée la vie, c'est aussi l'endroit où l'on crée sa propre vie. Voici des questions utiles. La personne a-t-elle le pouvoir sur sa vie ? A-t-elle envie de créer sa vie selon son goût ou vit-elle dans les habitudes sans avoir remis en question depuis longtemps ses objectifs ?

Être maître de sa vie, être libre, c'est le désir de chacun, mais avec les années, nous sommes pris dans les habitudes, les habitudes familiales, sociales, professionnelles. Se poser la question fait peur. Réfléchir à ses choix, prendre d'autres décisions peut bousculer tout son environnement et troubler la vie d'autres personnes.

C'est exact. Je ne dis pas qu'il faut tout envoyer par-dessus les moulins. Je dis qu'il ne faut pas laisser sa vie sur pilote automatique. Réfléchir, redéfinir ses choix ne veut pas dire tout bouleverser. Cependant, laisser aller les choses à vau l'eau, après plusieurs signes de mal être peut s'avérer encore plus douloureux.

C'est l'éternel juste milieu ?

Je suggère de prendre le temps, une ou deux fois par année, de réfléchir à soi. Il y a un moyen très simple. Tu prends une feuille de papier, horizontalement tu sépares la feuille en trois parties pour le matin, le midi et la soirée, verticalement tu la sépares en sept pour les sept jours de la semaine. Inscris ce que tu fais de tes journées. Tu peux choisir de colorier ta semaine. Rouge pour le travail, orange pour la famille, jaune pour la vie sociale, vert pour toi-même, etc. Regarde ensuite au fil des semaines le temps consacré aux différentes activités. Est-ce vraiment ce que tu veux ? Quel est le prix à payer pour en changer ?

C'est cela qui effraie, le prix à payer ?

Je veux dire, si tu remarques qu'il n'y a pas de temps pour toi, parce que tout ton temps est consacré au travail et aux autres, il y a peut-être quelque tir à rectifier.

Si j'arrête de faire les courses, de préparer les repas, de ranger la table, juste une fois par semaine, qui le fera ?

Ça se discute en famille. Tu peux faire le compte du temps déjà consacré et poser le problème aux autres membres de la tribu. Évidemment que cela bouscule, mais qui va s'occuper de ta vie si ce n'est pas toi ?

Vu sous cet angle ! Et si une femme vit seule et décide de faire l'expérience de vivre à deux ?

C'est le même principe. L'objectif est de rencontrer quelqu'un et de faire l'expérience de la vie à deux. Quelle partie de son temps la personne est-elle d'accord d'investir à cet objectif ? Dans son emploi du temps actuel, que va-t-elle laisser au profit de son nouvel objectif ?

Tu parles comme un ordinateur, l'amour ça ne se commande pas ?

J'en conviens. Voyons les choses autrement. Une personne est fermée à la possibilité d'une nouvelle relation. Elle critique haut et fort le sexe opposé et passe tout son temps à d'autres activités que celles qui pourraient favoriser une rencontre. Et pourtant son désir profond est de partager sa vie !

Elle rencontre des gens à longueur d'année mais son cœur reste fermé !

L'idée est de commencer à imaginer cette nouvelle relation, à la créer dans son cœur. Sentir l'ouverture, être prête à vivre l'expérience, faire une place dans sa vie pour l'autre.

Faire une place physiquement ?

Aussi, jeter les objets qui encombrent la maison pour rien et faire de la place pour du nouveau. Créer sa vie, savoir ce qu'on veut et mettre en place les conditions favorables à la réussite de l'entreprise.

Et où elle va le rencontrer, ce conjoint ?

Dieu seul le sait, ou l'univers. Il lui suffit de l'imaginer, d'imaginer sa vie aux côtés de son partenaire. Son mental, son intelligence lui indiquera les moyens qui favorisent cette relation. Sourire si quelqu'un la regarde plutôt que de lever le nez et regarder de l'autre côté. Accompagner une amie à une soirée où il y aura beaucoup d'inconnus. S'inscrire à un club de gymnastique. Aller promener le chien d'une copine en forêt…

Demander l'heure à quelqu'un qui lui plaît. Provoquer une bousculade et lâcher son sac à main. Et même aller admirer les estampes japonaises si elle a le goût de le faire.

L'idée de base est de changer ses habitudes pour provoquer une rencontre, il y a tant de personnes seules et malheureuses. Statistiquement, cela semble facile de rencontrer un partenaire potentiel. Humainement, il faut du courage, du ventre pour se remuer de la sorte.

Et si au bout de quelques semaines, cela ne marche pas ?

La peur de recommencer une expérience douloureuse peut être plus forte que le désir de partager sa vie. Là aussi, je suggère de regarder ses peurs en face, de parlementer avec elles, de les remercier de la mise en garde, de leur demander quelques heures de liberté pour tenter quelque chose de nouveau.

La peur au ventre, ce n'est pas facile à maîtriser.

Imagine que c'est un petit enfant. Il veut de l'attention. Si tu le renvoies continuellement sans lui prêter attention, il sera de plus en plus insupportable. Par contre, si tu prends un moment pour parler avec lui, pour le serrer dans tes bras et que tu lui demandes ensuite de te laisser continuer tes affaires, il acceptera. Avec les peurs, tu peux fonctionner de la même manière, je te promets des résultats étonnants.

♥

Conversation avec mon sexe

Que j'ai mal au ventre ! Encore ces règles ! Pourquoi ça fait si mal ? Pourquoi les hommes ne doivent-ils pas supporter cela ?

Je suis la partie de ton corps qui te permet l'union avec l'homme !

C'est douloureux d'être une femme, chaque mois ça recommence et ça dure une quarantaine d'années !

Je suis la partie de ton corps qui te permet l'union avec l'homme !

Pourquoi cela fait-il si mal ?

Mon seul moyen de te montrer que ta manière de penser à mon sujet n'est pas bonne pour toi, c'est de t'envoyer des douleurs. Ainsi, ta croyance [c'est douloureux d'être une femme] est confirmée ! Tu pourrais peut-être renverser le mouvement ?

Comment cela ?

Commence à penser que c'est léger d'être une femme, regarde tous les avantages !

Il y en a peu !

Qui est-ce qui porte les objets lourds ? Qui va au front, te défendre s'il y a un problème, une bagarre, voire une guerre ?

C'est l'homme. Il est vrai que parfois, je préfère mon rôle au sien. Mais il y a tant d'injustice. Pour le même travail, la femme gagne parfois moins. A compétences égales, c'est plutôt l'homme qui est choisi, une jeune femme de vingt et quelques années va vouloir avoir des enfants, il va falloir gérer tout cela, avec l'homme c'est plus simple.

Arrête, je sais bien que le monde où nous vivons n'est pas parfait. Tu te rends compte de la chance que tu as de pouvoir faire un enfant ?

Oui, c'est merveilleux, J'en conviens. Il paraît qu'il y a des hommes qui nous jalousent.

Veux-tu commencer à voir le bon côté des choses, à voir ton rôle de femme sous un meilleur jour, à voir ton rôle de mère comme une merveilleuse mission. Tu te rends compte, mettre au monde un enfant, lui apprendre à marcher, à grandir.

Ça, c'est la mère, mais la femme ?

Il faut tout prendre, c'est le prix à payer. J'aimerais que nous revenions très loin en arrière à mon sujet. J'ai souvent été humilié, souviens-toi quand tu étais petite fille ?

Oui, il ne fallait pas parler de ces choses, il y avait une ambiance autour de toi assez spéciale, du mystère, oui du mystère. Pour te regarder, je me cachais dans un coin où personne ne pouvait me surprendre. L'exploration, les attouchements que je me faisais me laissaient dans un état euphorique. Comment se comporter ? J'avais une partie de mon corps qui pouvait me procurer du plaisir, mais y toucher était sale, mal vu, interdit.

Tes parents t'ont appris ce qu'ils avaient appris des leurs, ils pensaient faire juste, bien faire.

Quelle culpabilité, quelle rage aussi parfois. Je me souviens, je me disais [Pourquoi Dieu nous aurait-il fabriqué une partie qui procure du plaisir et nous aurait interdit d'y toucher. Dieu est intelligent, c'est impossible qu'il ait fait cela]. J'avais envie que ma version soit la bonne, mais la culpabilité prenait parfois le dessus.

La culpabilité ? Je suis une des parties de ton corps la plus sujette à culpabilité, c'est aussi pour cela que si souvent je t'ai envoyé des messages !

Quels messages ?

Quand tu as eu l'âge de fréquenter les garçons, quant tu as été attirée par eux !

C'était bon, la première fois qu'un homme m'a prise dans ses bras, m'a caressée les bras, le dos, le cou, même s'il n'a pas touché mes seins ou mis la main entre mes jambes, j'ai senti mon sexe tout perturbé et ma culotte se mouiller.

C'est dans la nature des choses, entre mammifères, à l'âge de procréer, le mâle et la femelle sont attirés pour perpétuer la race.

Oh ! Tu résumes bien abruptement !

C'est simple ! Mais les humains ont cette capacité de tout compliquer. Tu avais envie de recevoir l'homme, ton corps s'y préparait. C'est là que commencent les questions [Si je me donne à lui, il va me prendre pour une traînée ?], [Je vais le faire attendre un peu], j'irais même jusqu'à dire, c'est là que le marchandage a commencé !

Comme tu y vas !

Je suis bien placé pour m'en souvenir. Quel mélange tu as pu faire à l'époque, l'amour, le sexe, l'avenir, la peur de tomber enceinte.

Grande, cette peur !

Tu aurais pu parler des choses avec l'homme, lui demander son avis, mais surtout donner le tien [Je t'aime, je veux partager ma vie avec toi, je veux avoir des enfants avec toi, et toi, as-tu des projets d'avenir qui correspondent aux miens ?].

C'était l'idée, pas partagée.

Et après, tu t'es laissée approcher de plus en plus près, caresser, tu as pris du plaisir, tu ne l'as pas partagé ?

Pas vraiment. Plus tard, j'ai eu ma première relation sexuelle. Déception, ce n'était pas le summum.

Je m'en souviens, dans une voiture, tu te rends compte, dans une voiture !

Ça ne m'a pas laissé un souvenir impérissable.

Culpabilité, encore culpabilité... J'ai bien tenté de t'avertir en t'envoyant des petits problèmes.

Je croyais que c'était normal, mes copines avaient les mêmes malaises que moi. Et puis j'ai été enceinte, et puis je me suis mariée !

Dormir dans le même lit que l'homme. Se refuser à lui sans vraiment réfléchir pourquoi !

Je n'y voyais pas clair moi-même. Je n'avais pas envie de lui ouvrir mon corps alors que l'harmonie et la communication étaient absentes de notre foyer.

Tu t'es refusé du plaisir à toi aussi !

C'est vrai, j'ai vécu de rêveries, l'amour, le prince charmant qui viendrait me délivrer du grand méchant loup.

J'ai continué à t'envoyer des messages. Infections, maux de ventre, j'ai même eu l'impression que ça t'arrangeait, tu pouvais dire [Non, je ne peux pas, j'ai une infection].

Vrai. J'ai toujours aimé l'amour physique. Je m'en suis privée parce que je voulais atteindre une sorte d'idéal de perfection au niveau du couple qui évidemment je le sais aujourd'hui n'existe pas.

Heureux de te l'entendre dire.

Je n'avais jamais d'orgasme par la pénétration, cela me faisait du bien, oui, mais l'orgasme venait uniquement par les caresses. J'ai commencé ma vie sexuelle ainsi, elle a continué ainsi longtemps. J'étais une clitoridienne. Je faisais partie du septante pour cent des femmes qui jouissent seulement à la caresse. D'ailleurs [Le rapport Hite] paru dans les années septante, du nom d'une psychologue américaine, me confirmait que c'était normal, que j'étais dans la majorité.

La vérité est que tu étais incapable de t'abandonner vraiment à l'homme. La vérité est que septante pour cent des femmes étaient incapables de s'abandonner vraiment à l'homme. Et ce n'est pas parce que la majorité fonctionne ainsi qu'il n'y a pas malaise. Tu ne voulais pas te laisser aller complètement, tu avais des griefs si lourds et si nombreux que t'abandonner à ce monstrueux personnage était chose impossible. Jouir ensemble, était impossible aussi.

Période difficile de ma vie.

Malgré le nombre d'indices que je t'ai envoyés pour te faire comprendre que ta manière de penser à mon sujet n'était pas bonne pour toi, tu as persisté...

Quand j'ai quitté le père de mes enfants, je pensais résoudre le problème. Cela n'a pas fonctionné comme cela, le problème m'appartenait et il a ressurgi avec d'autres hommes.

Dans un premier temps, tu as vécu le soulagement, tu as profité d'une liberté jamais vraiment vécue puisque tu avais quitté ton père pour te marier. Mais le problème était en toi, ta relation à l'homme n'avait pas changé parce que tu avais changé d'homme. C'était comme si tu détestais une partie de toi-même, puisque chaque être humain a en lui-même une partie féminine et une partie masculine.

J'ai espéré m'unir de nouveau. J'ai espéré souvent avoir une vie calme avec un homme qui m'aime et que j'aime, refaire un enfant.

Mais tu choisissais les hommes avec qui ce serait impossible. Marié, célibataire endurci, voyageur, tombeur. La relation ne commençait même pas, sauf dans ta tête.

Il y en a eu un ou deux avec qui c'était possible, un qui voulait me présenter sa mère, un autre qui m'a demandé pourquoi je ne croyais pas qu'il était amoureux de moi ?

La vérité est que sitôt que tu sentais ta liberté si chèrement acquise en danger, inconsciemment, tu fuyais parce que ta peur de souffrir était plus forte que ton envie d'aimer et de partager.

Je me souviens, j'ai fini par toucher le fond de la piscine... la descente a été longue, j'ai même pensé que rester au fond était une solution. J'étais comme en morceaux, ici le sexe, là le cœur, là-bas la tête.

Et pourtant je suis fait pour fonctionner avec le cœur et la tête, en harmonie.

Aujourd'hui, je l'ai compris. Pour en arriver là, j'ai décidé d'une trêve. Mise en veilleuse, la recherche absolue de l'âme sœur, dominé le besoin de sexe, par-dessus la tête des hommes, pour quelque temps.

Tu ne t'en es pas sentie plus mal ?

La recherche d'équilibre pour moi-même est devenue plus importante, j'ai commencé à me reconstruire. J'ai retrouvé la paix de l'âme.

Et puis un soir, tu as rencontré l'âme sœur, je me souviens, c'était beau. Le coup de foudre, la complète euphorie, plus rien ne comptait d'autre que partager, s'abandonner, communier. Tu as commencé à vraiment tendre à l'union, à retrouver le masculin en toi.

Je ne l'attendais plus. C'est arrivé sans que ni lui ni moi ne puissions faire quoi que ce soit. Il était l'homme, j'étais la femme. Nous nous sommes aimés à la seconde, complètement, nous nous sommes donnés l'un à l'autre. C'était inéluctable, c'était notre destin.

De mon côté, après ces mois d'abstinence, j'ai vécu à plein régime.

Pourquoi est-ce qu'avec lui, je n'ai jamais eu de migraine ? Il suffisait qu'il me touche, qu'il me parle, même au téléphone, pour que l'envie de m'unir à lui vienne.

C'était l'union totale, par le cœur, par l'esprit, par le corps. C'est à ce moment-là que tu as commencé à vouloir le retenir en toi, à chaque union. Mes muscles l'enserraient et depuis lui, tu as commencé à ressentir, dans ton ventre, les débuts d'orgasmes vaginaux.

Oui. Sans vraiment en prendre conscience au début, car cela a été un processus très long, mais quelques années plus tard, je suis devenue une [vaginale].

Tu as aimé de l'intérieur, la fusion totale, ainsi tu as connu le plaisir partagé et simultané, comparable à aucun autre.

De ce côté là, oui, mais pour ce qui est de la vie, après quelques années, nous avons rompu.

Tu laisses dans l'ombre une information importante, malgré tout le temps qu'il passait avec toi, il était engagé avec une autre femme, marié.

Aujourd'hui encore, quand j'y pense parfois, cela me rend triste. Mais la vie a continué.

Après quelques mois de tranquillité, la relation suivante a été particulière. On dit que la dimension du sexe masculin ne compte pas, j'ai bien aimé pouvoir goûter au plaisir de l'union avec à un homme bien membré.

Moi aussi. Mais pourquoi, après la rupture pour cause de mariage, je me suis mise dans une situation pareille. Un homme qui apparaît de temps en temps pour trois ou quatre semaines, avec lequel nous vivons des moments d'union extraordinaire, et puis qui disparaît. Un homme avec qui j'étais prête à partager le quotidien.

Tu ne crois pas que ce qui t'a attirée, c'est justement l'extraordinaire, et celui qui sait être extraordinaire peut difficilement accepter l'ordinaire, le quotidien. Il ne voulait certainement pas la même chose que toi.

J'ai voulu croire que nos rêves étaient les mêmes, la fin de notre relation me montra bien le contraire.

Rappelle-toi un détail, il te donnait des orgasmes sublimes, mais souviens-toi, c'est lui qui se refusait parfois. Il se faisait désirer, il s'admirait, il connaissait le pouvoir de son sexe. Les femmes ne sont pas les seules à savoir se faire désirer.

Avec lui, je me suis rapprochée de mon côté masculin, j'ai commencé la réconciliation intérieure. Après lui, je me suis fait une promesse [Je veux maintenant partager la vie avec un homme, partager le quotidien, ne plus m'enfuir au premier problème, garder à l'esprit cette promesse de vivre le quotidien, malgré les habitudes, malgré les différends] et j'en suis là aujourd'hui.

Il y a quand même encore une question qui mérite réflexion. Pourquoi est-ce que parfois tu préfères les plaisirs solitaires ?

C'est tellement facile. Durant mes périodes de refus à l'autre, de solitude, d'hibernation, j'ai acquis une grande connaissance de mon corps et du plaisir qu'il peut me procurer.

Tu disais vouloir partager, t'unir, t'abandonner.

C'est ce à quoi je tends, cela ne veut pas dire que j'y arrive. Le quotidien est agréable, tranquille. Il y a des fonctionnements qui ont la peau dure. Je me retrouve, après vingt années de vie seule, vivant avec un homme. Je me regarde aller, je déloge les vieilleries toujours enfouies au fond de moi, je les travaille les unes après les autres. Un jour, ce sera le vrai partage.

Un jour, pourquoi pas ce jour.

Oui, pourquoi pas ?

♥

Conversation avec mes fesses

Une catégorie de femmes aime les fesses des hommes. Je me souviens d'une amie, quand nous nous promenions quelque part et que l'on voyait devant nous bouger une belle paire de fesses masculines, notre main faisait un mouvement vers l'objet de notre convoitise et se balançait de haut en bas, mais sans toucher, juste pour rire.

Nous suscitons depuis longtemps de nombreuses convoitises. Ce n'est pas toujours gai d'être fesses. Certains hommes et certaines femmes, surtout celles qui aiment l'amour, aiment aussi se faire pénétrer. Cela s'appelle sodomie, en souvenir de la ville de Sodome. Nous sommes associés à l'impureté, à la corruption.

Lorsqu'il s'agit de deux adultes consentants, et en admettant que chacun s'occupe de ses affaires et non de porter de continuels jugements sur la vie sexuelle de leurs congénères, cela ne pose pas de problèmes. Cependant, lorsqu'il y a rapport de force, entre un adulte et un enfant, une future vie sexuelle épanouie pour cet enfant me paraît compromise ?

La plupart des adultes qui s'adonnent à ce genre de pratique ont été eux aussi abusés quand ils étaient enfants. Souvenez-vous que pour les enfants, ce sont les adultes qui donnent l'exemple. Ils ont appris que la sodomie faisait partie de l'affection. Plus tard, on leur a dit que c'était mal. Entre leur penchant et la morale, ce n'est pas toujours cette dernière qui gagne.

Vous voulez dire que cette pratique se transmet de génération en génération ?

Oui. Retrouver le coupable d'origine pour le juger et le condamner et impossible, dans ces conditions.

Et quelle est votre proposition ?

La question est difficile. Avoir de la compassion pour les uns et les autres. Et puis souviens-toi de la loi du karma. L'abusé a peut-être, dans une autre vie, été abuseur et l'abuseur met en route la probabilité d'être un jour abusé, puisque tout ce que nous envoyons dans la nature nous revient. On pourrait aller jusqu'à dire que la justice des hommes est inutile, mais on ne le dira pas.

Quand je pense qu'il s'agit parfois de nouveau-nés, cela me fait frémir d'horreur.

C'est là justement que la loi du karma permet de se sentir le moins inconfortable. Imaginons que ce nouveau-né a choisi de revenir sur terre dans ces conditions parce qu'il a été pédophile dans une autre vie !

C'est une manière très simple de se débarrasser du problème. Ce nouveau-né est impuissant à se défendre.

Nous ne disons pas que cet acte peut être accepté, loin de là. L'idée serait plutôt de dire: je ne suis pas d'accord, je ne comprends pas, mais je ne juge pas, je laisse aux autres le droit d'avoir des faiblesses, j'ai de la compassion même pour le pire personnage, vu de ma fenêtre, qui existe sur terre.

S'occuper de ses affaires, encore une fois.

Les hommes sont des juges si sévères. Il est pourtant vrai que pendant que nous sommes occupés à juger tous les individus peu recommandables qui existent sur terre, nous avons moins de temps pour regarder nos propres actions, pour chercher des moyens de s'améliorer, d'évoluer.

Et la comparaison est à notre avantage, notre égo se sent bien de se sentir meilleur.

Bref. Changeons de sujet. Pourquoi dis-tu parfois que tu as payé un objet [la peau des fesses] ? Nous sommes pourtant toujours là, serais-tu d'accord de nous abandonner la peau en échange de quelque chose ?

Expression qui veut dire que l'objet a coûté cher !

Évite, cela vaut mieux. Mais dis-nous, il t'arrive de nous serrer l'une contre l'autre ?

[Serrer les fesses], avoir peur. C'est un réflexe que de se crisper, se fermer...

Nous sommes à la base du corps physique, base de la colonne vertébrale, à l'axe du support pour les jambes, nous méritons de regagner en considération.

Vous êtes aussi les éboueurs du corps ?

Oui, par le gros intestin, nous transportons et permettons d'éliminer les matières organiques qui n'ont pas été assimilées plus haut. Nous permettons à l'organisme de ne pas s'encrasser, s'intoxiquer. Une grève d'éboueurs, c'est horrible pour une ville !

Durant la constipation, vous retenez, vous faites le travail mais plus lentement, quel est le message ?

Quelles sont les questions ! Tu peux t'en poser plusieurs. As-tu peur de perdre quelqu'un ? As-tu peur de perdre quelque chose ? Te retiens-tu parce que tu as peur de déplaire ? Que ne veux-tu pas lâcher ?

Et si ces questions n'évoquent rien ?

Tu es peut-être très attachée au matériel, tu as de la peine à laisser aller ce qui ne te sert plus. Tu mets de côté, à la cave ou au galetas, au cas où...

... je manquerais, peur du manque ?

Il peut s'agir aussi d'expériences mal vécues, mal digérées, mal assimilées. Les vieilleries restent là alors que le cycle normal de la vie serait de les laisser s'en aller.

Vous parlez aussi de temps, d'attention, d'affection, d'écoute, de soutien, d'argent ?

Peut-être que tu donnes parce que tu n'oses pas ne pas le faire, ce serait mal vu, tu te sentirais coupable. Mais au fond, tu préférerais tout garder pour toi.

Quels conseils donnez-vous ?

Laisse aller les vieilles affaires, fais de la place pour du nouveau, dans tous les domaines, les croyances, les idées noires, ne retiens pas ce que tu penses, dis-le et tu te sentiras plus légère. Fais l'expérience du vide. Regarde autour de toi, dans la cave, dans les armoires. Débarrasse-toi de ce que tu n'as pas utilisé depuis un an. Tu te sentiras mieux, moins encombrée...

Dans d'autres cas c'est le contraire, la diarrhée fait que la personne rejette ?

Rejeter avant d'avoir pu assimiler ce dont le corps a besoin, rejeter les idées, les choses avant d'avoir réfléchi, avant de savoir si ces idées, ces choses sont bonnes pour elle. Il se peut aussi que la personne trouve que ce qu'elle doit assimiler sur le moment est trop difficile pour elle, alors elle rejette.

Sans savoir si c'est bon pour elle ?

Elle refuse un aliment, une expérience, une leçon, une information. Elle se prive de jouir de la vie, elle se prive de reconnaissance.

Et comment inverser le mouvement ?

Commencer par se faire chaque matin devant la glace, un genre de monologue [Je suis une bonne personne], [Pour l'instant mes peurs m'incitent à rejeter la vie], [J'accepte mes peurs, je fais chaque jour un bout de chemin vers une plus grande estime de moi-même], [Je mérite ce qui m'arrive et je vais faire un effort pour l'assimiler], [Je nourris mon esprit de pensées positives pour moi-même], si quelqu'un ne s'estime pas, cette estime ne peut venir des autres, charité bien ordonnée commence par soi-même, proverbe latin.

Mais c'est de l'égoïsme...

Souvent, les grands maîtres ont dit les mêmes choses sous une autre forme. Jésus nous a dit [Tu aimeras le Seigneur, ton Dieu, de tout ton cœur, de toute ton âme, de toute ta pensée, et de toute ta force. Tu aimeras ton prochain comme toi-même. Il n'y a pas d'autre commandement plus grand que ceux-là].

J'ai entendu depuis que je suis née, qu'il fallait aimer Dieu, mais surtout qu'il fallait aimer son père et sa mère, qu'il fallait aimer son prochain, être généreux, partager, savoir s'oublier soi-même. Il me semble que s'aimer soi-même n'ait pas la cote... J'ai passé pour une égoïste dans beaucoup de circonstances.

Égoïsme, attachement excessif à soi-même, qui fait que l'on recherche exclusivement son plaisir et son intérêt personnels, selon le dictionnaire Robert. Pose-toi la question, as-tu recherché exclusivement ton plaisir et ton intérêt ?

Parfois oui. On n'est jamais si bien servi que par soi-même... Et je me dis que si je ne satisfais pas moi-même mes désirs, mes besoins, si j'attends que les autres le fassent à ma place, je peux attendre encore longtemps.

C'est un égoïsme intelligent, et nous savons qu'il t'arrive aussi de penser aux autres, d'être généreuse, de partager.

C'est vrai. Mais si j'étais égoïste en toutes circonstances que pourrait-il se passer.

Nous revenons à la loi du retour, au boomerang, à la loi de cause à effet. Tu te comportes en égoïste, tu ne penses qu'à toi et à ton propre plaisir, quel est le prix à payer ?

Accepter d'avoir un jour en face de moi quelqu'un qui se comporte de la même manière. Accepter d'avoir un jour envie de partage et essuyer un refus. Accepter d'avoir un jour besoin qu'on me donne et essuyer un refus.

Oui. Tu te couperais aussi au plaisir de recevoir. C'est un peu de l'art, de savoir donner et de savoir recevoir. Donner sans attente, juste pour le plaisir d'être généreux et de voir l'autre content. D'ailleurs, si tu fais un cadeau et que l'autre n'a pas l'air satisfait, c'est pas la joie ?

Je peux toujours lui demander si cela lui plaît ?

Et accepter que sa réponse pourrait être non. Par contre, s'il dit oui et qu'il pense non, ce n'est plus ton problème. Il apprendra un jour que l'authenticité est une amie ou alors il continuera de recevoir des cadeaux qui ne lui plaisent pas.

Le plaisir de donner et le plaisir de recevoir, recevoir même si ce n'est pas exactement ce que l'on attend, pas facile ?

C'est vrai. Tu peux simplement ressentir la joie que l'autre a de donner, il a réfléchi, il s'est déplacé dans un magasin, il a choisi pour toi. S'il est tombé un peu à côté, ce n'est pas bien grave, tu pourras donner cette chose qui te plaît relativement à quelqu'un d'autre.

Mais non, et si la personne l'apprend ?

A toi, ici d'être authentique. Si elle te demande si ça t'a plu, dis-lui franchement que, puisqu'elle te le demande, tu te permets de lui dire la vérité. Si elle ne te demande rien, tu es libre de faire ce que tu veux de l'objet puisqu'il t'appartient.

Il m'est arrivé un jour de voir un cadeau que j'avais offert à une personne chère chez une autre, et cela m'a fait un peu de peine. Je comprends mieux et j'accepte aujourd'hui que si ça ne lui plaisait pas vraiment, elle était libre d'en disposer à son goût.

Recevoir en prenant contact avec la joie du donneur de donner. Donner en prenant contact avec la joie du receveur de recevoir, cela permet à une bonne énergie de circuler, c'est se mettre au service de la vie.

Merci de cette page philosophique, mais recevons à nos moutons, non à vous... Lorsque j'étais enceinte, j'avais tous les jours une douleur persistante au coccyx.

Cet os est d'une extrême sensibilité. Il termine la colonne vertébrale, se trouve à la base. Il représente les besoins de base. La femme enceinte qui a ce problème va vers un bouleversement de sa vie et s'inquiète pour le futur.

Je m'inquiétais énormément de l'avenir matériel de notre future petite famille.

Cette douleur aux coccyx était là pour te dire qu'il fallait faire confiance à l'univers.

J'étais une jeune femme indépendante, j'allais devoir accepter d'être dépendante de quelqu'un...

Tu culpabilisais de t'asseoir sur ton derrière et de vouloir que quelqu'un s'occupe de toi. Tu voulais te montrer active, mais surtout pas dépendante.

Pour une femme enceinte qui a un caractère libre et indépendant, la dépendance, l'espèce de handicap professionnel que représente la maternité n'est pas facile à accepter. Je me souviens de ma colère contre les assurances. J'étais en arrêt maladie. Je n'étais pas malade, je travaillais à la continuation de l'espèce.

Tu réalises que ces douleurs au coccyx, nous les avons envoyées pour te faire comprendre que ta colère, ton indignation n'était pas bonne pour toi, que le système n'était pas parfait, qu'il pouvait s'améliorer, s'adapter au changement dans la vie d'un couple.

Je voyais cela comme une injustice profonde d'ailleurs j'en ai déjà parlé. J'étais considérée comme malade alors que j'allais mettre au monde un enfant. Par contre, mes jeunes collègues masculins absents la moitié de l'année pour raison militaire étaient très bien considérés alors qu'ils allaient apprendre la guerre, apprendre à tuer.

Comme tu y vas, il faut bien que les hommes apprennent à défendre leurs foyers ?

Aujourd'hui je relativise, les armées ont peut-être eu leur raison d'être puisqu'il fallait apprendre à se défendre. Je reste convaincue que si aucun homme ne construisait d'engin servant exclusivement à tuer, il y aurait moins de violence entre eux.

On ne peut le nier, mais il lui resterait toujours ses mains ! La nature humaine est faite de grandeurs et de bassesses. Nous sommes dans un monde en évolution. Théodore Monod l'humaniste disait son indignation de savoir que sur la terre, de toutes les espèces vivantes, parmi les mammifères, seul l'homme enseigne à son petit l'art de tuer pour une autre raison que pour se nourrir.

Pour construire le mur de l'harmonie et de la paix, il suffit que chaque être humain pense à devenir lui-même meilleur. Chaque fois qu'il donnera plus d'amour, plus de pardon, plus de compassion, ce sera une brique de plus à l'édifice.

♥

Conversation avec mes cuisses

Aïe ! Pourquoi ai-je si mal aux hanches, juste au moment de converser avec les cuisses ? Quand j'ai écrit le chapitre concernant la gorge, j'ai eu un mal de gorge qui a duré plusieurs semaines. D'autres endroits également se sont manifestés, le cœur, le dos, l'estomac, ce livre ressemble parfois à un accouchement...

Tu exagères. Les hanches, c'est l'endroit où nous sommes rattachées au corps. Tu souffres de quels maux exactement ?

Le matin, quand je me lève, je suis comme grippée, il me faut plusieurs minutes avant de pouvoir marcher normalement et les hanches me font mal, ça coince, ça bloque, ça craque...

Et cela t'empêche de faire quoi dans ta vie ?

Cela m'empêche d'aller et venir comme je veux, de faire les premiers pas facilement, d'aller de l'avant, de marcher en souriant, d'être mobile.

C'est ton désir bloqué, ton désir profond est celui-là, tu veux être mobile, aller et venir facilement, aller de l'avant, marcher dans une direction en souriant, mais... Au niveau de l'être, cela t'amène à te sentir comment ?

Je me sens handicapée, freinée, retenue... Je démarre avec peine, avec douleurs...

T'est-il déjà arrivé de te sentir handicapée, freinée, retenue, d'avancer avec peine, avec douleurs ?

Oui, plusieurs fois, professionnellement, quand je pressentais la fin prochaine de la fonction que j'occupais...

Et après, que se passait-il ?

Il fallait trouver autre chose, recommencer, redémarrer quelque chose !

Aujourd'hui tu en es à ce même point ?

Oui, une fois c'est la fonction que j'occupe qui disparaît, une fois c'est le patron qui m'occupe qui ne veut plus de moi, un autre fois c'est moi qui ne veut plus continuer à exploiter un commerce et aujourd'hui, c'est le bureau, où je me trouvais très bien, qui ferme boutique.

Tu te retrouves à recommencer. Et que peut-il arriver de désagréable à quelqu'un qui recommence et recommence, et recommence encore ?

On va le juger instable, inconstant, futile, léger, versatile...

Arrête, tu ne crois pas que c'est assez. Réfléchis à ceci, parce que c'est ta croyance [Si tu es mobile polyvalente, si tu marches dans une nouvelle direction en souriant légèrement facilement tu seras jugée instable, inconstante, futile, versatile…]. Tu y crois très fort et nous, enfin les hanches sont là, avec cette douleur, pour te montrer que ce que tu crois n'est pas bon pour toi. Alors, avec tes cinquante ans et l'expérience que tu as de la vie, veux-tu vraiment continuer à croire cela ?

Non, évidemment non, je ne veux pas.

Demain matin, au lever, lorsque tes hanches grinceront peut-être tu penseras à cela [Être mobile, polyvalente ne veut pas dire être aussi instable, inconstante, futile].

Merci de la leçon. A propos, c'est quoi le nom de la leçon, le nom du malaise ?

Cela ressemble beaucoup à de l'arthrose. Tu vis beaucoup de colère envers quelqu'un d'autre. Tu ne prends pas la responsabilité et tu préfères accuser quelqu'un d'autre de tes malheurs. Tu entretiens un sentiment d'injustice.

J'entretiens ? Oui, j'ai ressenti un profond sentiment d'injustice lorsque nous étions deux pour une seule place et que c'est moi qui ai dû laisser la mienne. Oui, j'ai ressenti un nouveau sentiment d'injustice lorsque j'ai été l'objet de harcèlement psychologique (mobbing). Quant à aujourd'hui, le patron qui ferme son entreprise ? Je pourrais rajouter une couche d'injustice… Je l'entretiens tu dis ?

Au fond ? Il en reste quelque chose. Alors maintenant, aie de la compassion envers ces gens que tu as tenus pour responsables. Ne regarde plus en arrière. Cultive ton enthousiasme. Utilise ton énergie à voir positivement l'avenir et non à ruminer le passé.

Belle leçon.

Nous sommes le lien entre les jambes, qui te mènent vers l'avant et le bassin, nous sommes liées aux désirs et aux sensations. Nous sommes parcourues par d'importants vaisseaux artériels et veineux qui assurent la vascularisation des jambes, métaphysiquement laisser circuler la joie. Si tu as mal par-là, pose-toi la question suivante. As-tu de la difficulté à te faire plaisir dans tes projets futurs ?

Visiblement, douloureusement, c'est cela.

D'autres questions. Y aurait-il une partie adulte trop sérieuse à l'intérieur de toi ? Te retiendrais-tu ? Est-ce que tu veux prouver ta valeur aux autres ?

Je pense que vous avez des conseils ?

Laisse agir davantage ton enfant intérieur. Amuse-toi. Réalise tes désirs. Apprends à mieux équilibrer les besoins de l'adulte et ceux de l'enfant. L'adulte qui est en toi pourra toujours intervenir, mais tu peux oublier ton côté sérieux (les voix de papa et maman au petit enfant que tu étais).

Moi qui voulait être légère, il me semble que ces conseils rendent l'avenir plus léger. Bon, pendant que j'y suis, pourquoi vous me faites le coup de la cellulite, c'est très moche, c'est lourd, et ça aussi c'est handicapant...

C'est le blocage de ta créativité... Tu te retiens, tu ne te fais pas assez confiance, tu bloques. Ce n'est pas bon pour toi et c'est dommage pour les autres.

Mais de plus, au niveau de l'esthétique, ce n'est pas vraiment joli à regarder ?

Tu t'inquiètes tant de ce que les autres pensent, c'est un moyen de t'amener à relativiser l'importance de l'opinion d'autrui. Tu te laisses influencer, tu bloques ta créativité, ton merveilleux pouvoir de créer, tu ne passes pas à l'action par peur de ce que les autres diront. Cette manière de penser n'est pas bonne pour toi.

Pour changer de manière de penser, conseils ?

Pose-toi des questions. Qu'est-ce qui m'effraie dans le fait de montrer mes talents ? De quoi ai-je peur si j'attire l'attention sur moi ? Serai-je à la hauteur de la situation ?

Je vais encore trouver des peurs du style [On va se moquer de moi], [On va me juger], [Certains trouveront mes idées, mon travail nul], [Je ne saurai pas exposer, parler en public]. Après je fais quoi avec ce paquet ?

Fais-toi davantage confiance. La plupart de ces peurs viennent de la perfectionniste qui ne dort jamais en toi. Prends les peurs les unes après les autres. Si une ou deux personnes se moquent de toi, est-ce si grave ? Aie de la compassion pour elles. Si plusieurs te jugent sévèrement, souviens-toi que tu es un juge encore plus sévère envers toi-même et aime-toi. Lorsque certains ne seront pas d'accord avec tes idées, respecte le droit de chacun d'avoir ses propres idées. Quant une personne jugera ton travail nul, souviens-toi qu'elle est encore plus dure avec elle-même et aie de la compassion pour elle.

Et exposer, parler en public ? Si je bafouille devant des dizaines de personnes ?

Tu bafouilles... et après. Pour tout le monde il y a une première fois, tu reconnaîtras devant les gens que tu as le trac, tu leur demanderas de bien vouloir t'excuser d'avance et surtout, fais-toi davantage confiance. Pourtant tu connais la phrase [Je m'en remets au Divin pour le résultat], fais-le.

Vous avez vraiment réponse à tout. Autre chose, le nerf sciatique passe par vous ?

Oui, c'est le plus long nerf du corps humain, il commence au bas de la colonne vertébrale traverse la fesse, la cuisse, la jambe et finit au pied.

Une douleur au nerf sciatique est souvent brutale, vive, pourquoi ?

La personne vit de l'insécurité face à son avenir. Elle peut aussi vivre une peur inconsciente de manquer d'argent ou de biens matériels. Ce problème arrive souvent à une personne qui ne manque de rien mais qui craint le manque, qui vivrait difficilement le fait de perdre.

Avoir de l'argent, avoir des biens...

Pourtant la personne se croit détachée du matériel, elle a appris que ce n'est pas spirituel d'aimer les biens terrestres.

Elle se joue un mauvais tour ?

La culpabilité inconsciente d'aimer les biens terrestres l'empêche d'aller de l'avant, de foncer dans la vie, de risquer. Sa vie devient fade.

Il peut y avoir d'autre origine à ce mal ?

Oui, cela peut aussi indiquer une rancune, de l'agressivité retenue, de la résistance en face d'une personne, mais toujours dans le monde matériel. Plus on va vers la terre, plus les maux sont liés au monde matériel.

Quel est le message à comprendre ?

La personne se fait beaucoup de mal avec cette façon de penser. Elle veut se punir ? Le degré de douleur la renseigne sur l'intensité de la punition qu'elle s'inflige. Elle est attachée aux biens matériels, d'où vient cette croyance que c'est un mal ? Qu'elle commence par se donner le droit d'être attachée aux biens matériels.

Et la peur de perdre ?

Comme pour toutes les peurs, la première étape consiste à reconnaître sa peur. La personne devrait reconnaître aussi qu'elle a besoin pour l'instant d'avoir sa réserve. Elle en est là pour l'instant, un point c'est tout. Un jour viendra où elle n'aura plus besoin de sa réserve de biens matériels.

Elle sera pauvre ?

Non, elle aura assez confiance en sa capacité de créer au fur et à mesure ce dont elle a besoin.

Mais en attendant ce jour ?

Elle peut aimer posséder des biens matériels et commencer à apprendre le détachement. Il n'est pas obligatoire d'être pauvre pour être spirituel.

Oui, il vaut mieux être beau, riche et en bonne santé que moche, pauvre et malade.

C'est de l'ironie... mais dans le fond, c'est vrai. Vivre dans le confort, la richesse et la beauté est agréable. La beauté est une des nourritures de l'âme.

Mais Jésus nous a dit: [Il est plus facile pour un chameau de passer par le chas d'une aiguille que pour un riche de gagner le royaume de cieux]. Il ne nous facilite pas l'existence avec ces paroles !

Jésus avait une manière bien particulière de nous dire comment se comporter. Souvent, ces métaphores ont un sens qui, au premier abord, nous échappe. Disons simplement que quelqu'un qui est très attaché a ses biens terrestres aura plus de difficulté à prendre le recul nécessaire pour évoluer et aller vers la lumière.

Revenons à un problème particulier aux jambes, ce sont les varices, la dilatation d'une ou plusieurs veines avec altération de la paroi.

Les gens qui souffrent de ce genre de malaise désirent se donner plus de temps pour eux, avoir plus de liberté, mais comment, là est leur problème. Ils exagèrent l'importance des choses, des ennuis. Ils font une montagne d'une taupinière. Ils ont de la difficulté à travailler dans la joie. Il se peut même qu'ils s'obligent à rester dans une situation où ils ne sont pas heureux.

Mais pourquoi n'osent-ils pas changer ?

Ce sont les [il faut que], [je dois] qui commandent leur vie. Ce malaise leur donne une impression de lourdeur, comme pour leur dire [Pourquoi trouves-tu la vie si lourde, si pesante ?]

Qu'allez-vous conseiller à ces personnes ?

Prendre la vie plus légèrement. Prendre du repos si le besoin s'en fait ressentir, quoi de plus naturel ? Quand le corps est fatigué, il a besoin de se recharger. Cette volonté qui pousse à en faire toujours plus, à aller toujours plus loin, sans ménagement de la personne, ce n'est pas la voix du cœur. Chacun a le droit de choisir pour lui-même ce qu'il aime, ce qu'il veut.

S'aimer soi-même, se respecter, écouter son corps, respecter ses limites, les mêmes conseils reviennent souvent.

Qui va respecter tes limites si ce n'est toi-même ? Qui sait écouter ton corps ? Connaître tes désirs et tes besoins, sinon toi ?

Oui, c'est moi qui suis aux commandes. C'est la personne qui a le malaise qui est aux commandes de son corps, elle est la mieux placée pour prendre le gouvernail et mener le vaisseau à bon port.

Pourtant lorsqu'un problème survient, la personne recevra d'abord des messages au niveau de son mental du style [Cette situation ne peut plus durer je dois trouver une solution], [Je vais lui parler ou changer de patron], [C'est le moment de changer de métier, celui-là ne m'apporte plus rien], [Cet appartement est trop obscure, il ne me convient plus], [Je ne peux plus rester dans ces conditions] etc. Puis c'est au niveau émotionnel que les signaux arrivent, palpitations, angoisses, sueurs, peurs.

Si nous n'avons pas agi suite aux signaux précédents, c'est le physique qui se manifeste ?

Oui. Cela peut commencer par de la tension musculaire et les messages seront de plus en plus forts si la personne ne réagit pas et continue avec les mêmes pensées, avec les mêmes comportements, sans prise de conscience.

C'est incontournable ?

Le corps est fait pour être sain. Si l'énergie bloque à un endroit, les cellules ne sont pas régénérées. L'issue, à la fin du compte peut être fatale.

Depuis que la mort existe, on est à l'abri de rien, n'est-ce pas ?

C'est vrai. Mais autant vivre le plus confortablement possible et pour cela prendre bien soin du véhicule dont on dispose, le corps. Si votre voiture a une lumière rouge qui s'allume, parce qu'il n'y a bientôt plus d'essence, vous allez vous arrêter à la prochaine station et faire le plein. De même pour votre corps, s'il vous envoie des signaux, réagissez...

♥

Conversation avec mes genoux

Depuis gamine et aussi loin que je me souvienne mes genoux ont saigné. Je tombais en avant et me blessais aux genoux !

Nous sommes là pour que tu plies ! Que tu te plies ! Que tu te mettes à genoux. Nous représentons l'humilité, la souplesse intérieure, la force profonde à l'opposé du pouvoir extérieur qui est la rigidité.

Je manque ainsi d'humilité, de souplesse ?

La raideur, les positions tranchées par rapport à la vie, l'injustice ressentie, nous t'avons envoyé des petits signes pour te montrer que ce n'était pas une manière de penser bonne pour toi !

Des blessures aux genoux, avant qu'elles aient le temps de cicatriser, je m'en faisais de nouvelles... Dommage que vous ne m'ayez pas parlé déjà quand j'étais enfant !

Nous avons bien tenté à plusieurs reprises, tu étais raide, sourde, plus tu grandissais et moins tu voulais plier...

Ces petits incidents sont arrivés depuis que j'ai eu ma première trottinette. Après ce fut la bicyclette puis le vélomoteur.

Le moyen que tu utilises pour avancer ?

C'est vrai. Dans ma grande curiosité, je n'ai pas su me poser la question: pourquoi je tombe toujours sur les genoux en avançant ?

Tout est dans l'attitude, la manière de penser. A quoi était occupé ton esprit quand tu étais sur ton vélo ?

Colère ! Oui, j'étais souvent en colère. Injustice. Mon frère et moi avions chacun un vélo. Quand le mien ne fonctionnait pas, j'allais à pieds, et quand celui de mon frère n'était pas en état de marche, j'allais aussi à pieds. Mon frère travaillait à la ferme avant d'aller à l'école. Mon père exigeait que je lui laisse mon vélo quand le sien était en panne. Je trouvais cela extrêmement injuste.

Tu ne voulais pas plier ? Tu n'acceptais absolument pas la situation. Nous faisons partie de ton corps pour te permettre de plier, nous t'avons avertie souvent par des blessures que le manque d'acceptation n'était pas bon pour toi.

Selon vous, j'aurais du me réjouir de cette situation et de beaucoup d'autres qui me déplaisaient ?

Te réjouir non, accepter oui. L'autorité, c'est ton père qui l'avait. Toi tu devais obéir. Tu n'avais pas vraiment le choix, en l'occurrence. Durant ton enfance, c'était lui le chef. Tu pouvais te dire que plus tard, tu ferais ce que tu voudrais.

Je me disais cela à longueur de journée.

Mais en attendant, accepter aurait été bien plus confortable que te rebeller.

De plus, je devais lui envoyer nombre de pensées noires, mais je n'osais pas lui parler franchement, de peur de l'affronter ou de lui déplaire.

Et tu as traîné cela durant des années ! Sur le chemin de ta vie, il y avait toujours un homme, dans ta vie affective, dans ta vie professionnelle, dans ta vie sociale, qui avait de l'autorité sur toi et contre qui tu luttais, mais sans oser vraiment aborder le problème.

Vous avez raison. Je m'en suis rendu compte bien tard. Il n'est jamais trop tard...

Depuis quelques années, tu n'as plus de blessure aux genoux.

C'est exact. Par contre, qu'est-ce que vous grincez, quand je monte un escalier, vous jouez des castagnettes ou quoi ?

Nous grinçons, et toi, ça grince où, dans ta vie, dans ta manière de monter ? de t'élever ? puisque tu ne parles que de monter l'escalier.

Quel sentiment j'ai en face de ma manière de m'élever ? Cela ne va pas comme je veux. Je suis parfois impatiente. J'ai aussi un besoin de reconnaissance dans ce que je fais que je n'obtiens pas toujours.

Pourquoi attendre que les autres comblent ce besoin de reconnaissance. Ne pourrais-tu pas t'aimer toi-même, aimer ce que tu fais, même si certains ne sont pas d'accord, ne comprennent pas, trouvent cela complètement hilarant.

Le développement personnel, c'est quoi ? Il n'y a pas besoin de s'en occuper, cela se fait tout seul. Ces idées de relations entre le corps et l'âme... Les vies antérieures, la régression... foutaise que tout cela.

Tu es bien sévère, ne serais-tu pas la première à vraiment devoir être convaincue ? Ton besoin d'approbation n'est-il pas aussi fort que ton manque de confiance, d'assurance dans ce que tu fais ?

Il y a du juste dans ce raisonnement ! Et c'est pour cela que vous grincez ?

Une des raisons. Tu es tellement sévère, d'abord avec toi-même et bien entendu avec les autres. Sois plus conciliante, accepte les choses comme elles sont, si tu ne peux rien faire pour les changer. Vis ton bonhomme de chemin en pliant mieux, en ayant l'humilité, l'intelligence de laisser à chacun le droit de croire ce qu'il veut et surtout de vivre les expériences qu'il veut, même si tu n'es pas d'accord et même si tu ne comprends pas.

Cela s'appelle être une sainte...

Tu en es encore loin... Rappelle-toi que plus tu persistes à vouloir convaincre quelqu'un de quelque chose et plus il résistera.

J'essaie de faire plier les autres ?

Bravo. C'est l'éternel miroir, tu vois chez les autres ce que tu ne veux pas voir chez toi. Une bonne question à te poser [De quoi les accuses-tu ?]. Tu prends la réponse à ton compte.

Si je les accuse de manquer d'ouverture d'esprit par rapport à un courant de pensée différent de la vox populi, je manque d'ouverture ? Cela ne tient pas debout, mes chers genoux...

Cela peut signifier que tu as une façon de penser par rapport à l'ouverture ou la fermeture qui n'est pas bonne pour toi.

Il m'arrive de m'accuser d'être crédule, candide, naïve, enfin ça tourne là autour.

Parce que tu as vécu des expériences qui se sont terminés par une leçon cuisante pour toi ?

C'est exact. J'ai toujours voulu croire à de belles histoires, comme si elles ne pouvaient arriver qu'aux personnes capables de croire plus que les autres.

La crédulité a fait de toi la proie des manipulateurs, leçon apprise ?

Je crois. Il n'est pas bon pour moi de me lancer dans une aventure les yeux fermés. Ou bien, je peux le faire en mesurant les risques encourus et en étant d'accord de payer la facture le moment venu !

Souviens-toi de l'adage [Si tu perds, ne perds pas la leçon]...

Le discernement devrait me soutenir, dorénavant.

Tu vois que [ceux qui ne veulent pas croire] t'ont servi de miroir pour te permettre de dépasser un problème, de le regarder sous un autre angle. Les gens devraient dire merci à toutes les personnes proches contre lesquelles ils se heurtent, pour les précieux enseignements qu'inconsciemment elles leur donnent.

Je suis d'accord. Mais sur le moment, quand j'ai envie d'envoyer quelqu'un dans le mur parce qu'il me contredit ou réfute mes idées, au beau milieu de l'action, c'est difficile de dire [stop, temps mort, merci, merci], je passerais plutôt pour une débile !

C'est toi qui le dis ! A toi de voir.

D'accord, j'arrête, oublier la galerie et parler, d'être à être, d'âme à âme. Parler à quelqu'un et lui dire merci sincèrement. Parler avec son cœur, dire merci d'avoir permis de voir en l'autre une caractéristique oubliée de sa personne, quelque chose à améliorer. Merci du rôle joué en l'occurrence.

As-tu songé que nous sommes tes je-nous ?

Vous grincez, vous grincez depuis longtemps, il me semble même que c'est depuis toujours. Je-nous ? La seule manière que j'ai trouvée de me comporter en cas de conflit je-nous, c'est la fuite. Vous grincez pour cela ?

Ma chérie, quand tu fuis, tu ne résous rien, tu ne fais que remettre à plus tard la possibilité de bien assimiler le problème, la possibilité d'y trouver un début de solution.

Vous voulez dire que chaque fois que j'ai résolu un problème par la solution du vide, cela n'a été qu'un retardement ?

Oui. Mais sois indulgente avec toi-même. Il y a des situations dans la vie où on ne peut pas faire autrement que fuir. C'est comme jouer un joker, un espace pour respirer, une forme de repos avant de continuer l'évolution.

De toute évidence, cela ne sert pas à grand chose, le problème persiste tant qu'il n'a pas été dépassé et la leçon intégrée.

Mais lorsqu'elle le sera, la vie les événements le destin n'auront plus à te mettre dans une situation de problème je-nous.

J'ai fui dans le domaine des relations affectives et dans le domaine professionnel.

Ce sont deux domaines séparés, la famille et plus tard la vie affective, l'école et plus tard la vie professionnelle. Tu peux avoir résolu le problème de ta relation à l'homme, auquel cas tu n'as plus besoin d'apprendre comment plier pour mieux vivre, il te reste à l'apprendre dans le domaine professionnel ?

Vraisemblablement, la vie va me remettre dans une situation de conflit en face de l'autorité pour me permettre d'apprendre à plier ?

Il y a un autre moyen, te réconcilier avec ta propre autorité. Tu le sais bien, nous n'avons pas à te le faire remarquer, tu es autoritaire, c'est dans ta nature.

Je n'aime pas les gens autoritaires, c'est donc pour cela ?

Bravo... C'est l'éternelle histoire de la paille et de la poutre... Commence à regarder l'autorité comme quelque chose de bienfaisant. Avoir de l'autorité, cela veut dire être capable de commander, de contrôler, de corriger, les fameux trois C de l'armée.

Je déteste l'armée. Former des hommes pour apprendre à tuer derrière de faux-semblants de protectionnisme !

Tu es sévère, tu as des positions tranchantes, veux-tu bien te mettre à la place de l'autre, de ceux qui pensent qu'une armée est nécessaire pour que la paix règne dans un pays.

C'est un faux débat. Deux pays sont en désaccord, s'il n'y avait pas d'armée, ni dans un pays, ni dans l'autre, il n'y aurait pas de guerre. La peur doit être tellement forte que, de chaque côté, les dirigeants ressentent le besoin de se mettre à l'abri derrière une armée d'hommes et de moyens de destruction, moyens de mort.

Nous ne pouvons pas dire le contraire. Vois en cela le fait que la peur, encore trop souvent sur notre planète, a le dessus sur l'amour. Constate cela comme un fait. Œuvre dans la direction du bien plutôt que de vouloir être le détracteur de mal.

Ça me paraît plein de bon sens, merci les genoux.

Œuvre là où tu peux faire quelque chose. Plutôt que de vouloir, avec acharnement, faire comprendre à certains qu'ils ont tort, tâche ô combien difficile, mets plutôt ton énergie à faire quelque chose dans le sens de ce que tu estimes être le bien.

De nouveau, je vais passer pour une originale. Ce n'est pas la mode de renforcer le bien, la mode est plutôt à déloger le mal.

La mode, à notre égard, est un mot vide de sens. Avec tous les moyens de manipulations qui existent dans la société actuelle, au risque de manquer de souplesse, nous dirons que l'important reste de se faire une opinion personnelle, avec mure réflexion, après avoir éliminé les clichés. Vient ensuite le temps de défendre cette opinion, uniquement par souci de conviction profonde et non par souci de plaire à un maximum d'individus.

N'est-ce pas le serpent qui se mord la queue ? Vous dites qu'il est important d'être capable de plier ! Vous dites aussi qu'il faut se faire une opinion personnelle claire ?

Tout est dans la manière. Plie devant l'inéluctable. Accepte les faits comme le résultat du courant de penser d'un certain nombre de personnes.

Cela me rappelle un extrait du livre de Bernard Montaud, [César l'éclaireur]. "La peur engendre la peur. La haine engendre la haine. L'Amour engendre l'Amour. Nous sommes conscients que nous ne sommes que des petites gouttes d'eau faisant partie d'un même océan. Chacune de ces gouttes d'eau, si petite soit-elle, peut décider d'apporter sa contribution, si invisible soit-elle. - Mais César, on ne peut pas rester les bras croisés. Comment peut-on demeurer indifférent face à tous ces morts ? - Oh ! Tu as raison, on ne peut pas rester les bras croisés. Alors décroisons-les pour embrasser ! C'est ainsi que l'on doit remédier aux guerres: embrasser l'ennemi, au lieu de le tuer. - Oui, mais comment ? Ce n'est pas si simple ! Que pouvons-nous faire ? Comment intervenir dans ces guerres qui ont lieu à l'autre bout du monde ? - En ne répandant plus toi-même la guerre ici ! Petite Corinne, imagine ! Et s'il existait sur terre deux grandes cuves invisibles ?

Une grande cuve de paix et une grande cuve de guerre. Selon toi, comment se rempliraient ces cuves ? - Heu ! L'une par nos caresses, et l'autre par nos coups. - Tout juste mon amie ! Par nos petites gouttes de paix: les caresses, par nos petites gouttes de guerre: les coups."

Bravo… c'est exactement cela !

Je me prosterne… Je génuflexe…

♥

Conversation avec mes jambes

Encore ces mollets qui sont durs, qui me font mal, pourquoi régulièrement cela m'arrive-t-il ?

Le mollet, ça fait partie de nous puisque nous allons du pied au genou. Tu as vraiment une attitude étrange avec nous.

Étrange, comme c'est bizarre…

Tu essaies toujours de t'en sortir avec une pirouette, mais c'est une échappatoire qui te fait contourner le problème.

J'ai une tension au niveau du muscle arrière de la jambe, ce n'est pas la peine d'en faire un plat.

Pour l'instant une tension, mais si tu ne comprends pas le message, cela peut devenir plus grave.

C'est une menace, ma parole.

Loin de là. Nous sommes tes alliées comme le reste de ton corps. Seulement voilà, tu es la spécialiste des ambiguïtés. Nous sommes bien obligées de faire notre travail de jambes et de t'envoyer un message quand c'est nécessaire.

Par exemple ?

Tu veux aller vers quelque chose, quelque chose de nouveau. Nous les jambes sommes là pour t'y amener. En même temps, tu ressasses le passé. Tu culpabilises d'avoir laissé un travail qui te permettait de bien gagner ta vie. Tu ne te sens pas libre d'aller de l'avant. Tu traînes derrière toi des remords. Tu n'as pas enlevé les toiles d'araignées…

Vous avez raison. Je me sens coupable d'avoir pris des décisions hasardeuses. J'ai d'ailleurs payé le prix fort.

Quel prix, de quoi s'agit-il ?

En plus des difficultés financières personnelles, j'ai eu droit au coup fatal qui m'a complètement anéantie. Au moment où j'avais le plus besoin d'aide, j'ai été symboliquement assassinée.

Comme tu y vas…

J'avais le couteau sous la gorge. Une personne de mon entourage avait promis de m'aider en cas de besoin. Et bien non, au moment de devoir le faire, elle m'a humiliée, profondément humiliée. Au lieu de l'aide promise, elle s'est adressée à mes créanciers. Elle s'est prise pour mon tuteur ? De plus, elle en a parlé à toute la famille. Je crois que ma fierté en a pris un sacré coup.

Tu es encore furieuse on dirait ?

Il reste quelque chose, oui.

Si nous nous souvenons bien, un événement a précédé celui-ci. Pourquoi cette personne a-t-elle agi ainsi ?

Cela faisait des mois, voire des années qu'elle me jugeait. Le développement personnel c'est de l'idiotie. Tu devrais trouver un travail convenable et arrêter ces bêtises.

Le miroir, encore le miroir. Si elle te disait cela tout haut, c'est un peu que tu le pensais aussi.

Oui, vous avez raison. Aujourd'hui je le vois, mais sur le moment, j'étais enfermée dans ma colère, mon humiliation. J'ai très mal accepté ses observations. J'ai fini par lui écrire une lettre de deux pages lui demandant de me laisser vivre ma vie à ma manière.

Tu n'oublies pas quelque chose ?

Oui. Dans la même lettre, je lui demandais de me prêter de l'argent.

Tu t'étonnes qu'elle n'ait pas trouvé cela de très bon goût ?

Ma fierté en avait pris un grand coup. Je crois que j'ai voulu lui donner une leçon mais que cette leçon m'est immédiatement revenue.

La loi du retour agit de plus en plus vite quand on a pris le chemin de l'évolution.

Je devrais lui dire merci. Avec ma tête, je comprends ce qui s'est passé et la leçon est apprise, mais avec mon cœur, je n'arrive pas. Il y a de la fierté, mais aussi une forme de peur...

Peur de quoi ?

Peur qu'elle recommence. C'est d'ailleurs très inconfortable comme émotion. C'est pour cela que je me tiens le plus possible éloignée, pour quelque temps.

Vas au fond de ta pensée ?

Pas très glorieux, mais enfin. Plutôt prétentieux même, je la prive aussi de ma présence, elle qui aime avoir une cour et être le centre.

Miroir ?

J'aime aussi avoir une cour, puisque j'aime donner des cours et être le centre.

Nous, les jambes allons un de ces jours t'amener vers elle. Tu pourras ainsi lui parler de tout cela. Tu lui diras que tu es désolée de ce qui est arrivé. Tu l'as remerciera de t'avoir permis d'apprendre autant sur toi. Tu lui diras que tu comprends ce qui est arrivé. Tu lui diras aussi que tu l'aimes.

D'accord, un de ces jours.

N'attends pas trop longtemps, c'est du temps perdu. Et cette tension dans le mollet, tu vois où on veut en venir ? As-tu laissé derrière toi le passé ? Acceptes-tu les difficultés que tu as traversées ? En as-tu tiré des leçons ? Es-tu prête à commencer autre chose ?

Je suis prête. Enfin, je crois, comment en être sûre ?

Être sûre de quoi ? D'avoir fait le bon choix ?

Le lâcher prise, j'utilise beaucoup plus le lâcher prise. Je vais là où la vie m'amène, je fais confiance.

Sans oublier de donner une direction ? Tu n'es tout de même pas devenue un bateau sans gouvernail ?

Non, je donne la direction, l'objectif général, être utile à éveiller les consciences à l'évolution. Par contre pour le moyen de transport et le trajet, je laisse faire la vie et accepte ce qui arrive.

Nous avons avancé. Nous pourrons relâcher aussi la tension des mollets.

Et que se passe-t-il si la personne ne comprend pas le message de la tension.

L'accident, la fracture. Prenons l'exemple d'un enfant que les parents amènent sur les champs de ski. Au départ, il s'amuse dans la neige, il tombe et trouve cela amusant. Les parents lui font prendre des leçons, il devient chaque jour meilleur. Puis il est inscrit à des compétitions.

Rien de tragique, plutôt glorieux pour le moment.

Pour le moment. Il commence les compétitions, fait quelques résultats encourageants. Il commence à sentir la pression. Pression de son professeur qui attend de lui le meilleur. Pression de ses parents qui ont investi beaucoup d'argent dans les cours, le matériel et qui seraient fiers d'avoir un fils sur le podium.

Il a bien de la chance, ce jeune homme.

Oui, mais d'un autre côté, il n'a plus le temps de rêvasser, ce qu'il aime faire, il n'a plus le temps de voir ses copains ni une certaine jeune fille avec qui il aimerait passer plus de temps. Il n'est pas conscient de tout cela.

Mais je suppose que les jambes vont agir ?

Il n'y a pas d'autre solution. Un jour d'entraînement plus long que les autres, c'est la fracture. Bien sûr qu'il aura un ou deux os fracturés. Mais le cadeau en vaut la peine.

Le cadeau, vous insinuez qu'inconsciemment il l'a fait exprès ?

Oui. Les cadeaux sont nombreux. D'abord le repos, permission de rêver autant qu'il veut. Ensuite, les visites lors de son hospitalisation, les copains, la jeune fille. Admets que les cadeaux sont nombreux.

Et la compétition alors, il aura perdu une année ?

Il est bien possible que ce soit le dernier de ses soucis. Ce n'était pas son objectif. Son père avait toujours rêvé, enfant, d'avoir un bel équipement de ski, de prendre des cours et de faire de la compétition, lui non.

Il aurait été plus simple de lui dire, plutôt que de se casser une jambe, d'ailleurs on dit souvent [il vaut mieux cela qu'une jambe cassée].

Affronter un père autoritaire ou se casser une jambe, pour certains la deuxième solution est plus simple.

Il aurait pu [prendre ses jambes à son cou] et s'enfuir ?

Certains adolescents lorsqu'ils ne trouvent pas d'autre solution le font. On appelle cela une fugue. Et derrière une fugue il y a toujours une raison importante. Un dialogue ouvert, d'homme à homme, d'humain à humain je dirais est vraiment nécessaire à ce moment-là, faute de quoi l'adolescent recommencera.

Il vaut mieux écouter ses jambes avant d'en avoir une en bois.

Ce sont des cas extrêmes. Cela arrive suite à des accidents, souvent des accidents de travail.

Et là vous me direz que la personne n'allait pas dans la bonne direction pour elle et qu'elle n'osait rien faire pour en changer ?

Il ne peut pas y avoir d'autres raisons. Prenons l'exemple de ce physiothérapeute, un des meilleurs de sa profession, qui a une jambe de bois. Son premier métier était bûcheron, il a aimé travailler dans la nature, le contact du bois. Et puis, est venu pour lui le moment de changer, d'apprendre autre chose. Il savait qu'avec ses mains il pouvait faire des merveilles, qu'il avait un don.

Vous voulez dire qu'il était obligé de changer, que c'était son destin ?

Non, tu n'es jamais "obligé" de rien. Ce bûcheron avait envie de changer, mais il n'osait pas le faire. Il avait peur de dire à sa femme qu'il faudrait qu'elle travaille durant quelques mois, pendant sa nouvelle formation. Il n'osait pas mettre en péril la situation financière de sa famille, il n'osait même pas demander aux siens de diminuer les dépenses pour aller vers son objectif, soigner les personnes avec ses mains.

Aider, toujours aider, sommes-nous donc tous des saint-Bernards en puissance ?

Ce bûcheron aurait aussi pu rêver de devenir artiste peintre ou vendeur de voitures, ce n'est pas l'objectif qui a de l'importance, c'est l'idée que s'en fait la personne pour atteindre cet objectif.

C'est un peu hasardeux de laisser tomber un bon job pour recommencer ailleurs.

Chacun est responsable de sa vie. Si le bûcheron a besoin de devenir physiothérapeute pour son évolution, qu'il le fasse. Si son épouse a besoin de plus d'argent que lui ne peut gagner sur le moment, elle peut trouver elle-même le moyen d'en gagner...

Il n'a pas osé affronter tous ces changements, il a préféré, inconsciemment, se couper une jambe ?

Il n'avait peut-être même pas conscience de son désir. Se sentir mal dans sa peau, avoir des tensions dans les jambes ou des petites blessures, ce sont les premiers signes de l'être profond. S'arrêter et prendre la peine de réfléchir, se demander pourquoi cette tension, pourquoi ces éraflures à répétitions sur les jambes, aux mains (qui ont un rapport avec ce que l'on fait) c'est le moyen de prendre conscience du malaise avant que l'accident grave n'arrive.

Le mieux serait d'être attentif à tout ce qui arrive ? Quel travail ?

Ce n'est pas nécessaire de faire du nombrilisme non plus, mais quand les choses vont [de travers] comme vous dites, prendre un moment pour y regarder de plus près permettrait d'éviter bien des problèmes plus graves.

Et notre bûcheron, qu'est-il arrivé ensuite ?

Il a eu un accident de travail dans lequel il a perdu une jambe, remplacée par une prothèse. Et le cadeau, puisqu'il y a toujours un cadeau, il n'a pas eu à se préoccuper de trouver les moyens financiers pour devenir physiothérapeute. C'est une assurance qui a continué à subvenir aux besoins de sa famille et qui a financé sa nouvelle formation. Aujourd'hui, il est heureux, avec une jambe en moins.

A croire que certains pourraient avoir un accident intentionnellement ?

Attention à la loi du retour. Tu peux tout faire, tout envoyer dans l'univers. Rappelle-toi qu'un jour tu recevras la facture, tu devras en payer le prix...

Par exemple, quelqu'un qui se mutile pour recevoir de l'argent ? Quel serait le prix à payer ?

Beaucoup de gens pensent que parce que c'est une société d'assurances, ce n'est pas du vol ou de l'escroquerie. Mais oui, c'est un groupe de personnes et le raisonnement est le même. La personne s'est mutilée pour recevoir de l'argent. Le retour pourrait être de devoir payer après avoir été accusé injustement, ou de perdre une autre partie de soi-même alors qu'elle était d'une grande utilité, par exemple la main pour le masseur.

C'est terrifiant, cette loi du retour.

Nous dirions plutôt que c'est rassurant, tout est une question d'équilibre. Tu récoltes ce que tu sèmes. Commence à semer l'amour, la compassion, le pardon et devine ce que tu récolteras tôt ou tard ?

La perfection n'est pas de ce monde, c'est impossible d'être toujours aimable.

Tendre à la perfection, en acceptant les imperfections, voilà qui est sage.

Un pas après l'autre et vous êtes là juste avant le pied pour donner des signes si le pas va de travers.

Nous tenons à souligner qu'il n'y a pas de juste ou de faux, c'est une notion tout à fait humaine. Tu peux faire tout ce que tu veux. Réfléchis simplement aux conséquences. Au pire, tu tues une femme, intentionnellement parce qu'elle est l'épouse de l'homme que tu aimes. Ce n'est pas intelligent de ta part, puisque la loi du retour fait que tu te mets en situation que quelqu'un tue la personne que tu aimes…

Vu comme ça, effectivement.

Et ne rétorque pas en disant oui mais, il y en a qui… occupe-toi de tes affaires, tu es ici sur terre pour toi, pas pour juger les autres ou te comparer à eux. D'ailleurs la loi du retour fonctionne pour tout le monde, tu n'as aucun souci à te faire…

♥

Conversation avec mes pieds

Les galoches du bonheur de Hans-Christian Andersen, intéressante, cette histoire où la fée Félicité apporte à l'humanité une paire de galoches qui permet à quiconque les chausse d'être transporté à l'endroit et dans le temps où il voudrait être.

Et ça finit comment, s'il te plaît ?

C'est la fée Douleur qui s'est chargée de reprendre les galoches, se rendant compte que chaque expérience doit être vécue. Rien ne sert de vouloir brûler les étapes ou de les faciliter à quelqu'un. Les contes sont très riches d'enseignement pour les enfants, mais aussi tous les grands enfants que nous sommes.

A vrai dire, dans les galoches, nous ne sommes pas vraiment à l'aise. Nous sommes heureux de ce dialogue que tu viens de commencer. Nous avons quelques réclamations. Notre vie de pieds n'est pas toujours facile...

Comment cela, que voulez-vous dire ?

Tu t'exprimes d'une manière étrange parfois. Que veux-tu dire par [mettre les pieds dans le plat], c'est assez déroutant pour nous, parce que dans un plat, nous ne sommes pas à l'aise, nous risquons de le briser...

C'est exactement ce que décrit la métaphore, révéler ou parler de quelque chose sans ménagement. Là je pense à [être bête comme ses pieds]. Je comprends que cela puisse ne pas vous plaire.

Nous sommes la base du corps, utilisée en moyenne les deux tiers du temps de vie. Pourquoi nous traiter de bête ? Remarque que les bêtes c'est péjoratif seulement chez certains humains... Quand tu parles d'[avoir un pied dans la tombe], cela signifie-t-il que l'un de nous doit se désintégrer ?

Cela veut dire que la personne dont on parle est mal en point. Je conçois que cela n'arrange rien. J'imagine que [casser les pieds] ne doit pas vous plaire non plus ? Mais ne pourriez-vous pas prendre les choses plus légèrement et vous dire que ces expressions sont au figuré ?

Tu envoies [casser les pieds] on reçoit [casser les pieds] et tu t'étonnes après que nous t'envoyons des messages douleurs. D'ailleurs, pourquoi [se lever du pied gauche] semble poser problème ? Le droit serait-il plus important que le gauche ? Mais non, l'un sans l'autre nous ne pouvons rien faire, enfin en ce qui concerne la marche.

J'imagine que [pieds et poings liés] doit vous tétaniser, c'est compréhensible. Et [perdre pieds] encore davantage...

Effectivement, par contre quand tu utilises [au pied levé], là nous sommes un peu suspendus... Mais nous supposons que [retomber sur ses pieds] est une qualité. Quand tu dis [c'est le pied], nous sommes très heureux.

Là, je vous fais un [pied de nez]...

Nous voudrions que tu prennes du temps pour réfléchir. Quelle est notre utilité, selon toi ?

Vous êtes mon point d'appui sur le sol, vous me permettez aussi d'avancer ou à contrario de bloquer, de rester sur place.

Effectivement, et parfois nous sommes [dans nos petits souliers], un peu [coincés dans nos baskets].

Pouvez-vous me donner un exemple ?

Te souviens-tu, le jour où nous t'avons envoyé des douleurs dans les deux pieds. Sitôt que tu te levais pour marcher, aller de l'avant, tu ne pouvais pratiquement pas mettre un pied devant l'autre ?

Oui, je m'en souviens, c'était une période difficile de ma vie. Je faisais du forcing. J'avais investi beaucoup d'argent dans des cours de développement personnel. Il me semblait obligatoire de rentabiliser tout de suite. J'ai [mis sur pieds] (étonnant !) des cours. En même temps, au fond de moi, inconsciemment, je savais qu'il était trop tôt, que je n'étais pas encore prête, que la matière enseignée n'était pas encore ancrée en moi comme une certitude, mais seulement dans ma tête, comme des leçons apprises.

Bravo, belle analyse... Tu as ainsi compris que nous ne pouvions pas te satisfaire, tu voulais en même temps avancer et rester sur place, pour nous c'était mission impossible [le pied de grue].

Oui, et merci de m'avoir amenée chez une amie thérapeute qui m'a aidée à y voir plus clair. Une fois la leçon comprise, c'est vrai que je n'ai plus eu mal aux pieds... [J'ai pris pied dans ma vie].

Il n'y avait plus de raison...

Pourquoi le pied droit me fait-il plus facilement souffrir que le pied gauche ?

Le côté droit (Yin) représente le féminin en toi et le côté gauche (Yang) le masculin, selon les Chinois anciens (Confucius, Lao Tseu). Tu peux te poser la question de savoir quelle est ta relation avec ta mère, ou une personne du sexe féminin.

Je reconnais que, la plupart du temps, c'est plutôt avec les femmes que j'ai des difficultés relationnelles.

Pose-toi la question, avancer avec les femmes, avec la partie féminine de toi-même, cela veut dire quoi ?

Accepter le sort de la femme en ce monde, encore excisée, encore battue, encore sous le joug de l'homme simplement parce que, physiquement, il est plus fort qu'elle ?

Là tu pars dans le féminisme, occupe-toi plutôt de tes affaires. Tu es née pour évoluer, pour dépasser des peurs, des blessures. Tu n'es pas née pour prendre sur tes épaules les problèmes des femmes de la terre entière. Les mouvements féministes permettent à la société d'évoluer dans toujours plus d'équilibre, d'harmonie. Dans un premier temps, celles qui ont jeté leurs soutiens-gorges dans la Seine ou qui ont détesté l'homme, relégué au rôle de l'empêcheur de tourner en rond, celles-là ont mis en marche un mouvement en vue de rétablir un équilibre des individus. Mais le battant de la cloche est allé trop loin de l'autre côté. L'harmonie entre l'homme et la femme se trouve au milieu et non dans un des deux extrêmes. Ni les misogynes ni les misandres ne marchent dans la bonne direction. Ne pas aimer la moitié de soi-même, masculine ou féminine, ne peut amener sur le chemin du bien-être.

Je saisis. Ainsi, la douleur, le malaise, la maladie que tu m'envoies peut aussi venir de ma relation avec les autres ?

La plupart du temps c'est le cas. Nous te servons à avancer dans la vie. En avançant, tu croises forcément beaucoup de monde. Chacun est là pour te montrer quelque chose de toi-même, surtout ceux avec lesquels la relation est plus difficile.

Cela me fait penser à une jeune fille. Ses journées étaient si remplies qu'il ne lui restait pas une seconde pour elle-même. L'école la journée, des entraînements de basketball comme monitrice certains soirs et comme joueuse d'autres. Les samedis et les dimanches étaient occupés par des matchs, monitrice ou joueuse.

Nous nous souvenons, elle est de ta famille. Un soir, elle s'est cassé la cheville. Elle voulait un peu plus de temps pour elle. Elle voulait aussi que l'on s'occupe d'elle. Elle aurait pu dire non, c'est trop. J'arrête l'entraînement des juniors ou j'arrête les matchs. Mais il fallait justifier, dire pourquoi. Quelque part, cela paraît plus facile de se casser une cheville plutôt que de dire non.

Je comprends son point de vue. Avec l'accident, il y a toujours un cadeau. Elle ne pouvait plus se déplacer seule. Elle a eu besoin de plus d'attention de la part de son entourage et je l'ai vue très heureuse de cela. De plus, elle avait également plus de temps pour elle.

Il serait préférable que la prise de conscience d'une situation difficile pour la personne survienne avant l'accident. Cela nous éviterait bien des désagréments.

Et quand la douleur aux pieds survient uniquement lorsque je suis couchée ?

La douleur t'empêche quoi ?

De me reposer.

Il doit y avoir une manière de penser qui n'est pas bonne pour toi. Rappelle-toi que ce n'est jamais l'action qui pose problème, mais le regard que tu portes sur elle. Tu veux te reposer et n'y parviens pas parce que la douleur t'assaille ? Quelle est ta manière de penser au sujet de ceux qui se reposent ?

Ils ont raison de prendre du bon temps.

Pourquoi parles-tu de bon temps, nous te parlions de repos ?

C'est la même chose.

Non. Prendre du bon temps, n'y a-t-il pas un côté flegmatique, voire paresseux là dessous ?

Oui

Si pour toi, te reposer signifie être paresseux, il y a problème pour nous. Vérifie ta façon de penser au sujet du repos. Après une journée de travail, après un effort physique intense, ou simplement parce que tu en as envie, le repos n'est-il pas bienvenu ? Régénérateur de ton corps et de tes pieds ? Il ne peut être bien vécu si tu y associes la paresse.

Je comprends, et je vois aussi pourquoi j'ai des douleurs aux pieds quand je suis étendue.

Que penses-tu de ton contact avec la terre ? Nous sommes là pour te relier à la terre, que fais-tu de cela ?

A la terre ? Les pieds sur terre, garder le contact avec la terre, ici et maintenant, c'est cela ?

Exact. Si nous restons branchés à la terre, le reste du corps en sera bénéficiaire. Cela évitera à notre partenaire la tête de partir comme elle aime le faire, dans la lune et de nous laisser là, comme sans âme, comme un automate.

C'est facile à dire, moins facile à faire. Rêver, c'est bien agréable. Cela permet d'échapper aux contraintes d'ici bas.

Tu auras bien le temps de t'échapper quand tu seras morte. Pour l'instant tu vis ici, alors pourquoi ne pas profiter de toutes les belles leçons que tu peux apprendre au contact de la terre, des minéraux, des végétaux, des animaux, des hommes…

Le tout est dans l'un. L'un est dans le tout. J'ai lu cela quelque part.

Faire partie du tout en gardant son individualité. Choisir son chemin en connaissance de cause, en connaissance de soi-même. Aller dans une direction en te donnant le droit de changer d'avis si cela ne te satisfait pas. Il n'y a pas de faux chemin. Il n'y a pas d'erreur. Il n'y a que des expériences.

Souviens-toi, [Si tu perds, ne perds pas la leçon].

A propos des Chinois, pourquoi ont-il si longtemps bandé serré les pieds de leurs femmes ?

Soi-disant pour l'érotisme et l'esthétisme, ils enfermaient, emprisonnaient la femme dans la dépendance face à l'homme, en limitant sa mobilité. Mais les occidentaux n'ont rien à leur envier puisque longtemps porter des talons hauts c'était féminin et séduisant. Il semble qu'aujourd'hui, en deux mille quatre, cette mode revienne.

Les schémas de beauté ont la vie dure. Les habitudes sont tenaces. Quand je me regarde dans la glace avec des talons hauts ou avec des chaussures fermées et plates, mon œil me dit que le talon haut est plus joli.

Les critères de beauté changent. D'où cela vient-il, d'une somme de pensées identiques. Nous te suggérons fortement de revoir tes critères de beauté plutôt dans le sens de ton choix personnel et non de la mode.

Encore une fois, le choix, la décision. Il m'est arrivé aussi d'avoir des douleurs aux pieds dans une situation professionnelle conflictuelle. J'avais peur pour mon avenir, peur d'une [mise à pieds].

Comme par hasard... Mais Albert Einstein le dit [hasard est le nom que Dieu emprunte lorsqu'il voyage incognito].

Vous voulez dire que Dieu y est pour quelques chose ?

Dieu, l'énergie universelle, la loi de cause à effet, la loi de la transformation, à un moment donné il a émané de toi une énergie signifiant qu'un changement était devenu nécessaire, soit parce que ce que tu avais à faire à cet endroit était terminé, soit parce que tu avais peur de la suite. Les circonstances importent peu.

Tout arrive inéluctablement ? On ne peut pas modifier la trajectoire.

Par expérience, nous pouvons dire que nous pouvons choisir les moyens de transport, plus ou moins confortable, l'itinéraire en droite ligne ou par les petits chemins, mais que la destination est la même.

Laquelle ?

Retourner à la source, à l'énergie, à la lumière, puis continuer son évolution.

Laissons-là ce sujet où l'élément essentiel est la foi.

Il y une situation où nous sommes d'accord toi et nous. Nous n'aimons pas nous faire marcher sur les pieds.

Heureuse de vous l'entendre dire.

Un conseil tout de même. Ne nous laisse pas reposer dans les endroits où tout le monde marche, sur le passage, cela nous évitera le désagrément. Prévenir vaut mieux que guérir…

♥

Table des matières

Septembre 2014

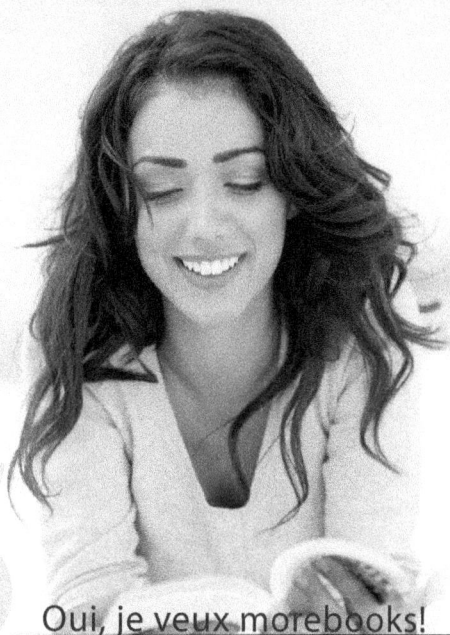

More
Books!

Oui, je veux morebooks!

I want morebooks!

Buy your books fast and straightforward online - at one of the
world's fastest growing online book stores! Environmentally sound
due to Print-on-Demand technologies.

Buy your books online at

www.get-morebooks.com

Achetez vos livres en ligne, vite et bien, sur l'une des librairies en
ligne les plus performantes au monde!
En protégeant nos ressources et notre environnement grâce à
l'impression à la demande.

La librairie en ligne pour acheter plus vite

www.morebooks.fr

VDM Verlagsservicegesellschaft mbH
Heinrich-Böcking-Str. 6-8   info@vdm-vsg.de
D - 66121 Saarbrücken   Telefax: +49 681 93 81 567-9   www.vdm-vsg.de

www.ingramcontent.com/pod-product-compliance
Lightning Source LLC
Chambersburg PA
CBHW021601210326
41599CB00010B/550